·全国名老中医药专家罗仁传承工作室项目
·广东省名老中医药专家罗仁传承工作室项目
·南方医科大学中西医结合医院规培生教材建设项目

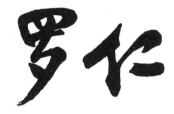

验方临证传薪录

罗仁 主编

人民卫生出版社
·北 京·

图书在版编目（CIP）数据

罗仁验方临证传薪录 / 罗仁主编 . —北京：人民
卫生出版社，2024.1
ISBN 978-7-117-35968-9

Ⅰ.①罗…　Ⅱ.①罗…　Ⅲ.①中医临床 – 经验 – 中国
– 现代　Ⅳ.①R249.7

中国国家版本馆 CIP 数据核字（2024）第 010513 号

人卫智网	www.ipmph.com	医学教育、学术、考试、健康， 购书智慧智能综合服务平台
人卫官网	www.pmph.com	人卫官方资讯发布平台

罗仁验方临证传薪录
Luo Ren Yanfang Linzheng Chuanxinlu

主　　编：罗　仁
出版发行：人民卫生出版社（中继线 010-59780011）
地　　址：北京市朝阳区潘家园南里 19 号
邮　　编：100021
E - mail：pmph @ pmph.com
购书热线：010-59787592　010-59787584　010-65264830
印　　刷：北京瑞禾彩色印刷有限公司
经　　销：新华书店
开　　本：710 × 1000　1/16　印张：17
字　　数：260 千字
版　　次：2024 年 1 月第 1 版
印　　次：2024 年 3 月第 1 次印刷
标准书号：ISBN 978-7-117-35968-9
定　　价：65.00 元

打击盗版举报电话：010-59787491　E-mail：WQ @ pmph.com
质量问题联系电话：010-59787234　E-mail：zhiliang @ pmph.com
数字融合服务电话：4001118166　E-mail：zengzhi @ pmph.com

罗仁验方临证传薪录

主　编　罗　仁

副主编　赵晓山　陈洁瑜　李晓文

编　委（按姓氏笔画排序）

马　柯　王　瑞　王姝婉　王虚步

邓屹多　邝柳燕　毕建璐　闫思雨

孙晓敏　李　俊　李晓文　杨昕悦

杨馨雨　吴　桐　吴梦妮　张莉莉

陈杰彬　陈洁瑜　罗　仁　罗　芹

周迎春　周颖光　赵晓山　秦林森

聂晓莉　徐良沃　翁广健　彭伟航

韩双双　谢　钡　谢丽芬　潘汉森

秘　书　李晓文　邓屹多

内容提要

　　罗仁教授是广东省名中医，从事中医临床、教学与科研等工作已四十余年，有着丰富的临床经验，广受患者和同行专家的好评。

　　本书收录了罗仁教授的部分验方、临床医案及其学生的跟师心得，并由罗仁教授逐一审核、书写按语。

　　本书总结了罗仁教授的学术思想与临床经验，是对名老中医学术思想与临床经验的传承与发扬，也是坚持中医、培养人才、活态传承、守正创新的一次实践和尝试，对培养中医临床人才有重要的参考价值，可供临床中医师、中医爱好者参考阅读。

前　言

　　1973年，我进入广州中医学院学习。在三年就读期间，我聆听了邓铁涛、罗元恺、刘仕昌、何汝湛、钟耀奎、李仲守、关汝耀等诸多中医老前辈的课程及讲座。1976年12月毕业后，我被分配到第一军医大学（2004年更名为南方医科大学）中医系内科教研室工作。两年后，在组织的安排下，我重回广州中医学院青年教师进修班"回炉"学习了一年。1982年又考入广州中医学院研究生班，导师为李仲守教授、何汝湛教授、钟耀奎教授（导师小组）。我每天轮流跟随三位导师门诊抄方，晚上回看病案处方，细细领悟导师们的临证心法与经验精华。三年的研究生学习生涯让我树立了从事中医的坚定信念和坚守中医临床的坚定信心。因而，40余年来，我一直在中医临床第一线，坚持用中医理论与思维指导临床实践，坚持用经方治病，坚持传承发扬导师的宝贵经验，在这个过程中，我逐步形成了自己的学术特色与临床经验。

　　2012年，我被评为广东省名中医，2017年获批建设广东省名老中医药专家传承工作室，2018年获批建设全国名老中医药专家传承工作室。围绕工作室建设目标与要求，我在南方医科大学中西医结合医院挂牌成立名中医工作室。近五年来，在开展名中医工作室建设工作的同时，我还负责带教本科生、研究生、规培生，培养学生20余名。在带教过程中，我结合典型病例为他们现场讲解、分析临证思路，让他们一起讨论、制订诊疗方案，并要求他们把所见所思整理成病案、跟师笔记、读书心得等。这些随诊记录虽然读起来朴实无华，但其中朴素又闪烁着临床思想光芒的文字，从不同角度、不同方向，生动再现了中医师带徒的真实历程和中医药文化深厚内涵的传承之路。鉴于此，我亲自审定并为这些习作一一撰写按语，与我40余年的临证菁华一同辑于本书，名为《罗仁验方临证传薪录》，以期为培育中医人才、传承创新中医发展作出一次有意义的实践和尝试。

最后，由衷感谢国家中医药管理局、广东省中医药局为我设立了名老中医药专家传承工作室，本书也是工作室的重要成果之一。

感谢南方医科大学中医药学院、中西医结合医院对名老中医药专家传承工作室建设及对我本人工作的关心支持，感谢在名老中医药专家传承工作室工作过的同事、同学，尤其感谢王虚步、潘汉森同学三年来对本书病案的收集整理，李晓文同学在定稿过程中的繁重整理工作。感谢周迎春、赵晓山、孙晓敏、聂晓莉、李俊等教授对本书各学生的指导。感谢吴省英女士对我医疗与带教工作的大力支持和鼓励！

再次感谢诸位同道和学生为本书的辛勤劳动与付出。

罗　仁

2023 年 10 月

▲ **与中医结缘**

1.我自幼体弱多病，靠着民间医生的中草药调养，我的身体慢慢好了起来，所以我从小就与中医结下了不解之缘，也慢慢地爱上中医、信赖中医。

2.我于1970年从高中毕业，毕业后回到了我的老家广东梅州兴宁。当时，村卫生站来了两个毕业于中山医学院的大学生，看到他们用针灸、中草药给老百姓看病，我产生了浓厚的学中医的兴趣！

3.1973年，我们公社有两个工农兵上大学的推荐名额。经生产队、大队、公社的层层推荐，我成了候选人之一。当时中山医学院和广州中医学院各有1个名额，我不假思索地选择了广州中医学院（后更名为广州中医药大学）。

▲ **怎样看待中医文化？**

中医药是在我国劳动人民与疾病斗争的漫长历史中逐步形成、完善的传统医学体系，是中华民族文化瑰宝，也代表着东方文明的智慧。

·中医不是恐龙，中医学是具有生命力的，应进一步发扬与提高。

·随着社会发展、科学进步，以及老年社会的到来，人们将更需要中医中药！

·党和政府高度重视中医药工作，尤其是这次抗疫斗争让世界人民更多地了解到新的社会环境下中医可以有更大的作为，正如国家卫生健康委员会党组成员、国家中医药管理局党组书记余艳红同志在江浙地区调研时强调，要深入学习习近平总书记关于中医药工作的重要论述，抢抓机遇，乘势而上，促进中医药特色发展，为建设健康中国、全面建成小康社会做出新贡献！

▲擅长治疗哪些疾病？

1.主要是肾病，尤其是慢性肾脏病。对于肾病，中医自《黄帝内经》开始就有丰富的治疗思路和理论："其本在肾，其末在肺""开鬼门，洁净府，去菀陈莝"等。东汉时期，张仲景所著的《伤寒杂病论》更是形成了一套完整的辨证论治体系，且有方有药，直至今日依然有效，我也是灵活应用这些经方治疗肾病，常能避免患者陷入"对抗—等待—替代"的无奈治疗中，受到了患者的好评！

2.干预亚健康。亚健康是人体的第三状态，是介于正常与疾病之间的中间状态。我们承担国家"863"课题，对此进行了较为系统的研究。在广东，亚健康的发生率为67%，通常可以通过心理干预、运动指导及中医药（包括针灸、推拿）进行干预。

我在2004年参与组建中华中医药学会亚健康分会，曾任副主任委员；2005年参与组建了广东省中医药学会亚健康专业委员会，曾任副主任委员、主任委员（第三届）；参与制定了国家中医药管理局发布的《亚健康中医临床指南》。此外，从2006年开始，我积极举办不治已病治未病的科普讲座，现已达到291场。

▲对肾病发病因素有怎样的认知？

中医认为"正气存内，邪不可干"，肾病的发生也是一样的。正气不足，免疫力下降，感受外邪进而引起肾病。《灵枢·五癃津液别》有云："邪气内逆，则气为之闭塞而不行，不行则为水胀"，因此治疗肾病要扶正祛邪。

▲在肾病研究领域取得哪些成果？总结形成了怎样的学术思想？

1.本人自1984年就在第一军医大学南方医院中医科设立中医肾病专科门诊，用中医药尤其是经方治疗肾病。

2.提出肾病综合治疗方案。

3.提出饮食疗法方案。

4.实践、探索并总结了肾病治疗特色系列处方。

5.出版肾病专著4部。

6.学术思想：①肾病"从肝论治"；②调理脏腑（以调和为主）；③扶正祛邪。

7.学术特色：①坚持临床疗效第一，疗效才是水平；②坚持应用经方，特色才是本色；③坚持培养人才，守正创新靠人才；④坚持文化自信，社会的高质量发展需要中医药！

▲治疗肾病应注意什么？

1.肾病是慢性病，要指导患者树立带病生存的理念。

2.中西医治疗各有优势，应正确对待，做到中西结合、中西融合、中西互补。

3.在治疗过程中病情会有反复，要重视保健。

4.肾病可防可控，可以缓解，要帮助患者树立信心。

5.需要社会、社区、家庭的支持。

6.需要制订一个符合患者实际情况的综合治疗方案，并根据病情变化及时调整。

▲在临床实践中怎样做到中西结合、中西互补？

1.坚持辨病治疗，如高血压用降压药，糖尿病用降糖药，肾病综合征可能用激素等。

2.坚持辨证治疗，对于大部分现代常见疾病，中医有着完善的辨证论治方案，如高血压从眩晕、糖尿病从消渴、肾病从水肿等。

▲肾病患者应怎样预防愈后复发？

1.有"上工治未病"的理念，主动积极地适应自身病情变化。

2.改善自身健康状态（正气存内，邪不可干）。

3.保持良好心态，有良好的生活规律。

4.坚持适当运动。

5.清淡饮食。

6. 预防感冒、感染等可逆性因素。

7. 定期复查。

8. 保留一位自己信赖的医生为个人健康管理提供指导。

▲如何预防肾病?

1. 肾病可防可控。

2. 加强锻炼,增强身体素质。

3. 防止感冒、过度劳累等,如有不适及时治疗。

4. 多饮水,少吃海鲜、动物内脏、高脂肪的食物。

5. 慎用有肝肾毒性的中西药物。

▲如何将自己的学术思想及临床技能传承下去?

1. 传承学术,培养人才是责任担当。大学把我从一名青年学子培养成一位"名医",我有责任培养超越自己的新一代名医名师。

2. 我只是世代岭南中医中一个分支传承点,我的三位导师(何汝湛教授、钟耀奎教授、李仲守教授)都是第一批"广东省名老中医"。我1984年研究生毕业时,导师们就让我回到当时的第一军医大学中医系从事中医内科工作,我是第一军医大学搬迁到广州后第一批引进的工农兵大学生,我应把导师们的宝贵经验传承延续下去,让中医这把火越来越旺。

3. 我通过硕士、博士、博士后及师承班等途径培养了100余名学生。

4. 通过自身及学生跟师总结,传承中医药学术理论及个人的学术思想和临床经验。

5. 办好全国名老中医药专家传承工作室、广东省名老中医药传承工作室,探索适应新时代发展的名医工作室人才培养的活态传承模式和途径。

▲在从医之路上最难忘的记忆?

1. 1986年的冬天,在去北京参加会议的火车上,我听到列车广播员播报消息,称有一名乘客急需医生帮忙!我当时穿着军装,跟列车员说我是第一军医大学南方医院的医生。列车员随即领我前去查看患者,原来是痛经的患者，我当即用双手大拇指按压她的足三里、太冲、合谷三个穴位。10分钟后，患者的疼痛缓解了，她很感动，说我赤手空拳就能治病。实际上，这是每一位中医师都应该懂得、应该掌握的穴位按压疗法。

2.1991年，我带着我们南方医院中医科的医生们到东莞市道滘镇义诊（至今仍在坚持，已有33年），有一对年轻夫妻抱着一个1岁多的小孩来找我，小孩额头上还留有头皮针，说是发热3天，打吊针后热不见退。我根据患者的病情仔细辨证，开了3剂中药，嘱家长用3剂煮水，调好水温，给患儿洗澡10分钟，后来家长告诉我，洗了一次就退烧了，我称这个方法为"洗澡疗法"。再后来，很多家长都带着小孩来找我看病。"洗澡疗法"是中医的传统特色疗法，按现代医学的观念就是"透皮疗法"。

3.还有一个朋友，发热1天来找我，希望能尽快退热！我按中医辨证开了4剂中药，第一天让他口服2剂，当天就退烧了，第二天口服1剂用以巩固，第三天口服1剂再次巩固。朋友觉得很神奇，问我是什么疗法，我说这是"211疗法"。灵活应用中医药，同样可以治疗急性疾病。

4.有一位上海患者，患有慢性肾脏病，听朋友介绍从上海专程坐飞机来广州找我看病，他到时已经是晚上九点了。我用了半小时给他看病开方，离开时他跟我告别，说："广东的中医就是不一样。"我问他为什么这样说，是不是我哪里做得有问题。他连忙摆手说："不是的，是觉得很感慨！在上海我找过不少名家，挂号看病只开一张处方！但是您给我看病开了十张处方，除了药方外，还包括心理、运动、饮食、保健的处方。"这就是不一样的特色，也是我一直提倡的以人为本，综合治疗。后来，他有两次小感冒都要坐飞机来广州找我开方！这样的认可让我很感动，同时也让我更加坚定了要努力做一名让患者认可、受患者喜爱的中医生的决心与信心！

罗　仁

写于2020年9月接受媒体访谈前

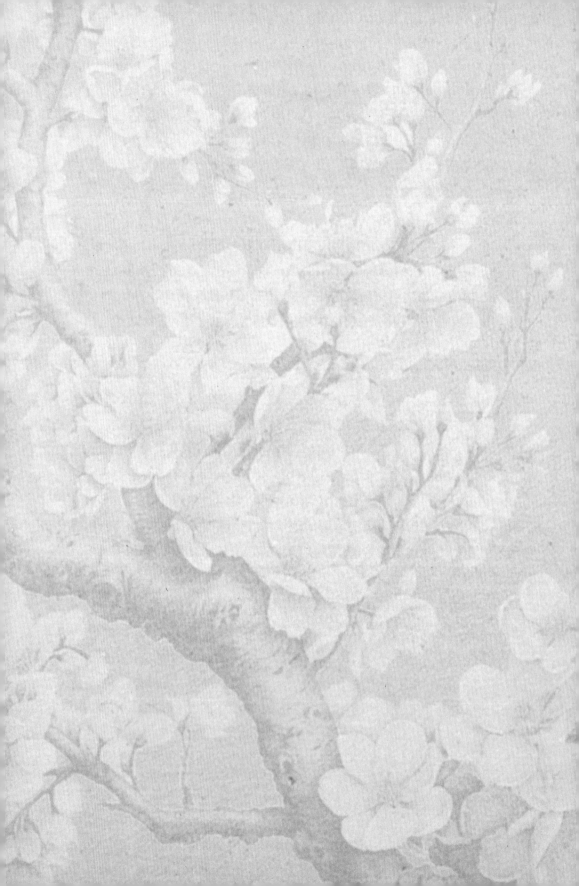

目 录

中 篇

罗氏病案选辑

下 篇

学术传承选录

罗氏经验方选录

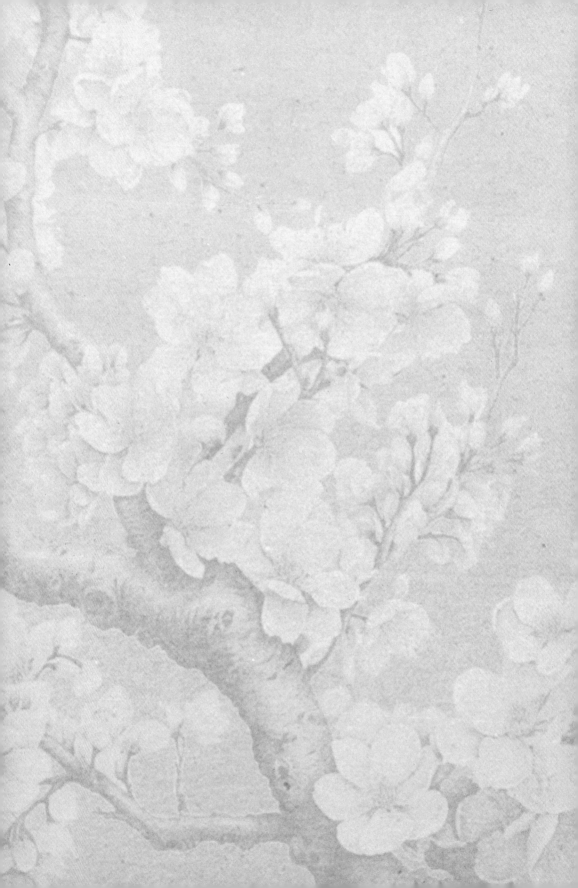

一、小生六汤

组成 柴胡 黄芩 党参 熟地黄 麦冬 山药 牡丹皮 五味子 山茱萸 炙甘草

功用 调和五脏，益气养阴。

主治 五脏虚损，气阴两虚证。症见疲劳乏力，少气，夜卧不宁，胸胁苦满，心悸气短，腰膝酸软，舌红少苔，脉弦细。

方解 此方为罗仁教授创新使用的方剂，由小柴胡汤、生脉散、六味地黄汤三方合用而成。方中柴胡味苦性平，入肝胆经，疏肝解郁；熟地黄滋阴补肾，填精益髓；党参补脾肺之气，生津；三者合用，补肾调肝，益气养阴，重用为君。山药气阴双补，平补三焦；山茱萸补益肝肾，收敛固涩，与熟地黄配伍，为"六味地黄"之意。麦冬味甘性寒，养阴清热，五味子酸温敛阴，二者与党参合用为"生脉散"之意，益气生津，此五药配伍为臣。佐以牡丹皮、黄芩清热凉血、燥湿，清除郁热、虚热，黄芩与柴胡又有"小柴胡"之意。炙甘草益气补脾，调和诸药，是为使。

运用 1. 本方是罗仁教授在临床应用40余年的经验方，主治五脏虚损之气阴两虚证。临床以疲劳乏力，少气，夜卧不宁，胸胁苦满，心悸气短，腰膝酸软，舌红少苔，脉弦细为辨证要点。

2. 失眠多梦者，可加生龙骨、生牡蛎、酸枣仁以敛精安神；小便频数者，可加金樱子、益智以固精缩尿；畏寒肢冷者，可加桂枝、制附子以温补肾阳。

3. 本方常用于治疗失眠、疲劳乏力、更年期综合征、虚损性疾病以及亚健康状态等证属五脏虚损、气阴两虚者。

二、柴胡地黄汤

组成 柴胡 黄芩 党参 熟地黄 山茱萸 山药 牡蛎 香附 法半夏 白芍 炙甘草

功用 疏肝理气,补肾生精。

主治 肝郁肾虚证。症见胸胁苦满,口苦咽干,腰膝酸软,头晕目眩,耳鸣盗汗,舌红少苔,脉弦细。

方解 方中柴胡味苦性平,入肝胆经,既可疏散外邪,又可调达情志,疏泄气机之郁滞;熟地黄滋阴补肾,填精益髓;二者合用,共为君药。香附行气开郁,与柴胡合用更加强疏肝理气之功用;黄芩苦寒以清郁热,柴胡升散,法半夏降逆燥湿化痰,三者合用,辛开苦降,寒热并用,既可调畅气机,又可清气郁之热。山茱萸味酸性温,主入肝经,滋补肝肾,固涩精气;山药味甘性平,主入脾经,健脾补虚,涩精固肾。此五味共为臣药。佐以白芍、牡蛎柔肝阴、潜肝阳,防肾阴不足、阴虚阳亢,又合"肝体阴而用阳"之特性。炙甘草为使,可调和诸药。全方合用,共奏疏肝理气,补肾生精之功。

运用 1. 本方以疏肝补肾为主,临床应用当以腰膝酸软,胸胁苦满,情绪抑郁,舌红脉弦为辨证要点。

2. 兼气虚者,宜加黄芪以补气;兼阴津不足者,宜加玄参、改熟地黄为生地黄以滋阴润燥。

3. 本方常用于眩晕、高血压、慢性肾炎等证属肾阴亏损兼肝郁气滞者。

三、柴胡生脉散

组成 柴胡 黄芩 党参 麦冬 五味子 厚朴 丹参 法半夏 白芍 炙甘草

功用 益气养阴，理气活血。

主治 气机郁结，气阴两虚证。症见胸胁苦满，口干舌燥，肢体倦怠，气短声低，舌干红少苔，脉弦细或虚大而数。

方解 方中柴胡疏肝解郁，调达情志，用之有"木郁达之"之意；党参味甘性平，补脾肺之气，可生津补血；二者合用，有理气解郁、益气养阴之效，共用为君。黄芩、柴胡主升散，清气郁之热，合厚朴、法半夏又可燥湿化痰降逆，含"辛开苦降"之意，一升一降，气机出入平衡，则气机调达矣。加之麦冬养阴生津，润肺清心，此四味共为臣药。白芍柔肝敛阴；五味子敛肺止汗，益气生津，补肾宁心，与党参合用，则益气养阴之功益彰，与白芍合用，则敛阴固阴之力更甚；丹参活血凉血，祛瘀除烦安神，用之可防久病生瘀，郁而生热扰神。炙甘草调和诸药，是为使。诸药合用，益气养阴，理气活血。

运用
1. 本方主治气阴两虚兼肝气郁结证，临床应用当以胸胁苦满、体倦，乏力，心悸，口燥咽干，舌红脉弦为辨证要点。

2. 阴虚较甚者，党参可改用西洋参。

3. 本方常用于治疗冠心病、心律不齐、慢性支气管炎或阿尔茨海默病等属气阴两虚兼气郁者。

四、罗氏安神方

组成 酸枣仁 百合 知母 浮小麦 党参 麦冬 五味子 丹参 炙甘草

功用 益气养阴，清心安神。

主治 气阴两虚，虚热扰神证。症见虚烦失眠，头目眩晕，咽干口燥，舌红，脉弦细。

方解 方中酸枣仁为君，甘酸质润，入心、肝二经，养血补肝，宁心安神。百合甘寒质润，养阴润肺，清心安神；知母苦寒质润，滋阴润燥，除烦安神；浮小麦甘凉入心，益气除热；三者合用，清心热、除心烦而安神，共用为臣。麦冬、党参、五味子乃生脉散之组成，三者合用有益气养阴之功；丹参补养心血，补而不滞，使心血足而神自安，以上四药合为佐药。炙甘草既可补益心气，又可调和诸药，为使。

运用
1. 本方主治气阴两虚、虚热上扰之不寐证，临床应以虚烦失眠，夜卧多梦，咽干口燥，舌红，脉弦细为辨证要点。

2. 寐而易惊者，可加龙齿、珍珠母以镇惊安神；兼心悸怔忡者，可加柏子仁、远志以安神定悸；若兼健忘多梦者，可加远志、石菖蒲以宁心定志。

3. 本方常用于神经衰弱、睡眠障碍者。

五、罗氏感冒方

组成 桑叶 荆芥穗 连翘 薄荷 苦杏仁 桔梗 金银花 柴胡 黄芩 苍耳子 炙甘草

功用 疏风清热，宣肺解毒。

主治 感冒初起，风热犯肺，里有郁热证。症见发热恶风，头痛口干，咳嗽咽痛，舌红苔黄，脉浮数或弦脉。

方解 方中桑叶、金银花、连翘气味芳香，既可疏散风热、清热解毒，又可避秽化浊，故重用为君。荆芥穗辛而微温，解表散邪；薄荷疏散风热、清头目而利咽喉；柴胡疏散表邪；黄芩清里热，以上诸药共为臣药。苦杏仁宣降肺气、止咳平喘，与桔梗同用，一升一降，在调理气机的同时，可止咳利咽，桔梗又有引诸药上行之效；苍耳子通鼻窍，共为佐药。炙甘草既可调和药性、护胃安中，又合桔梗利咽止咳，是为佐使之用。此方外散风热、内清热毒，构成表里兼顾、以疏为主的方剂，适用于外感风热、表里同病之证。

运用
1. 本方主治风热表证合半表半里证，临床应用以发热，微恶寒，流涕，咳嗽咽痛，脉浮数为辨证要点。非实热者不宜使用，阴虚火旺者忌服。
2. 口干渴甚者，可加天花粉；项肿咽痛者，可加玄参、牛蒡子；胸膈闷者，可加藿香、白扁豆祛湿；咳嗽痰多者，可加法半夏。
3. 本方常用于感冒、流行性感冒等证属温病初起者。

六、罗氏咽炎方

组成 荆芥穗 连翘 桔梗 玄参 陈皮 苦杏仁 浙贝母 黄芩 金银花 牛蒡子

功用 疏风清热，利咽解毒。

主治 咽痛之风热袭肺、里热炽盛证。

方解 方中金银花、连翘气味芳香，既能疏散风热、清热解毒，又可避秽化浊、透散表邪，重用为君。牛蒡子疏散风热、宣肺利咽，长于宣肺祛痰、清利咽喉，为治疗咽喉红肿疼痛之要药；荆芥穗解表散邪，助君药开皮毛以逐邪；苦杏仁肃降肺气，桔梗开宣肺气，一宣一降，协同为用；黄芩清肺而利咽；玄参清热凉血、解毒利咽，尤善缓解咽喉肿痛，又可滋阴，防诸药苦寒而伤阴；六药共用为臣。陈皮理气化痰，浙贝母清热化痰，二药为佐。

运用 1. 本方主治风热袭肺之咽痛证，临床应以咽痒咽痛，口干咳嗽，苔薄白或黄为辨证要点。阴虚劳嗽者不宜使用。

2. 表证较重者，可加防风、薄荷以加强解表之力；湿聚生痰者，可加法半夏、茯苓以除湿化痰；干咳无痰者，可加瓜蒌以理气化痰。

3. 本方常用于上呼吸道感染、支气管炎、感冒等出现咽喉肿痛之热证。

七、罗氏止咳方

组成 桑叶 黄芩 连翘 苦杏仁 厚朴 浙贝母 桔梗 陈皮 荆芥穗
牛蒡子 炙甘草

功用 疏风清热，宣肺止咳。

主治 风热犯肺之咳嗽证。症见咳嗽咽痒，咯痰不爽，舌红，苔薄黄，脉浮数。

方解 方中桑叶甘苦性凉，可疏散风热，且善走肺络，能宣肺热、止咳嗽，重用为君。黄芩味苦性寒，清热泻火，长于清上焦之热；连翘清热解毒疏风；荆芥穗疏散风热，清头目而利咽喉，三者合用助君药疏风清热。桔梗辛散，有开宣肺气、利咽化痰之效，与苦杏仁合用，一宣一降，以复肺脏宣降之功而止咳，是宣降肺气的常用组合，五药共为臣药。浙贝母清热化痰止咳，厚朴降气化痰，陈皮燥湿化痰，牛蒡子清热解毒利咽，共用为佐。炙甘草利咽解毒，调和诸药，是为佐使。

运用 1. 本方主治风热犯肺、表邪未尽、肺失宣降之咳嗽，临床以咳嗽咽痒，微恶风，发热，舌红苔黄，脉浮数为辨证要点。阴虚劳嗽或风寒咳嗽者不宜使用。

2. 头痛鼻塞较重者，可加防风、苍耳子；湿聚生痰者，可加法半夏、茯苓以除湿化痰。

3. 本方常用于急性上呼吸道感染、急性支气管炎、感冒等证属表邪未尽，风热犯肺者。

八、三小汤

组成 柴胡 黄芩 干姜 法半夏 党参 炙甘草 细辛 麻黄 桂枝 白芍 黄连 瓜蒌 茯苓 五味子

功用 解表散寒，清热宣肺，止咳化痰。

主治 老年性慢性支气管炎。症见咳嗽，气促，痰多，胸闷，恶寒，苔黄或白，脉浮滑。

方解 本方为南方医科大学南方医院中医科陈宝田教授的经验方，临床疗效较好，应用至今已有40余年。老年慢性支气管炎属中医哮喘、咳嗽、痰饮范畴，多因感受外邪、痰饮内伏，或饮食不当，痰浊内生，积痰蒸热，壅阻肺气，或情志不遂，气机不利，或劳欲久病，肺肾俱虚，摄纳失常所致。

三小汤是由小青龙汤、小柴胡汤、小陷胸汤三方合并创立的新方。其中，小青龙汤是发汗平喘祛痰剂，小陷胸汤主治痰热互结，小柴胡汤主治枢机不利，三方合用，切中病机。方中麻黄发汗解表，宣发肺气而平喘咳；桂枝辛温散寒，化气行水以利里饮；瓜蒌清热涤痰，宽胸散结，三者合用，共奏外解表邪、里化痰饮、兼理气机之功，共用为君。干姜、细辛温肺散寒，兼去表邪；黄连泻热降火，助瓜蒌增清热化痰之力；柴胡疏肝解郁，调理气机，共为臣药。五味子敛肺止咳，白芍和营养血，与麻桂配伍，一散一收，既可增强止咳平喘之功，又可制约诸药辛散太过；党参益气，一则补正气之本虚，二则气能载津，津从气化；法半夏燥湿化痰，茯苓利水渗湿，使饮邪有路可出；黄芩清肺热，共用为佐。炙甘草为使，可化痰止咳，调和诸药。

运用 1. 本方主治外寒里饮之慢性咳喘证，临床应以恶寒发热，痰多喘咳，舌苔白滑，脉浮滑为辨证要点。

2. 外寒证轻者，可去桂枝、麻黄改用炙麻黄；蕴热而见烦躁者，可加石膏、黄芩；鼻塞、涕多者，可加辛夷、苍耳子。

3. 本方常用于支气管炎、支气管哮喘、肺气肿、肺心病等的寒性喘咳之痰浊内生者。

九、荆芥连翘汤

组成 荆芥 连翘 黄芩 黄连 黄柏 栀子 生地黄 当归 白芍 川芎 桔梗 柴胡 白芷 防风 枳壳 薄荷

功用 疏风透表，调和肝胃，清热解毒。

主治 皮肤疾病及消化道黏膜的炎症性疾病。颜面部及皮肤的炎性病灶，如毛囊炎、皮疹，以及消化道黏膜的炎症疾病而体壮实者。

方解 本方原载于明代医家龚廷贤《万病回春·鼻病》，为南方医院中医科陈宝田教授应用的有效方剂，亦为中医科喜用的方剂之一。本方由黄连解毒汤、四物汤、四逆散等方组成。方中荆芥祛风解表；柴胡既疏散表邪，又疏肝理气，可解中焦之郁；黄连清热燥湿解毒，此三味共为君药。连翘、防风、薄荷均为轻清上浮之品；白芷辛散发表，桔梗宣通肺气以解表；诸药与荆芥合用，共奏疏风透表之功；枳壳行气开胸、宽中除胀，与柴胡合用有疏肝和胃之效，又与白芍、甘草合用，则为四逆散之意，善解中焦之郁；而黄芩、黄柏、栀子与黄连合用，则为黄连解毒汤，苦寒以燥湿，导泻三焦之火而下行。以上诸药共为臣。生地黄、当归、白芍、川芎即为四物汤，既可补血活血，又防苦燥太过而伤阴，是为佐。炙甘草为使，可调和诸药。

运用 1. 本方主治皮肤及消化道黏膜炎症性疾病的实热火毒证。临床应用以皮肤脓疱，斑疹鲜红，口舌生疮，舌红苔黄，脉数而有力为辨证要点。非实热者不宜使用，阴虚火旺者忌服。

2. 本方在现代常用于皮肤病、胃肠道黏膜炎症性疾病等证属热毒证的治疗。罗仁教授认为，胃肠道黏膜属"里中之表"，故胃肠道黏膜炎症性疾病之体壮实者，可用本方解表解毒，这也是对"解表"的新认识。

3. 罗仁教授用本方治疗毛囊类皮肤病（痤疮）、口疮、胃肠道炎症等证属热毒证者，疗效可靠（去黄柏、栀子，加用蒲公英30g）。

十、消疮祛斑方

组成 金银花 白芷 浙贝母 防风 当归 知母 天花粉 乳香 没药 皂角刺
天冬 百合 益母草 陈皮 炙甘草

功用 清热解毒,活血祛斑。

主治 颜面部痤疮。

方解 痤疮主要由于素体肾之阴阳平衡失调,肾阴不足,相火过旺,加
之后天饮食失调,肺胃火热上蒸于头面,与风热毒邪相合,气滞
血瘀而成。治则以清热解毒、活血化瘀为主,兼滋阴清肺。

本方由仙方活命饮加味而成。方中金银花性味甘寒,轻清气浮,芳
香透达,功擅清热解毒疗疮,前人称之为"疮疡圣药",故重用为
君。当归、陈皮、乳香、没药可行气活血、化瘀通络,是为臣。皂角
刺通行经络、透脓溃坚,可使脓成即溃;浙贝母、天花粉清热化痰
散结,可使脓未成即消;白芷、防风既可辛温散邪,又可散结消肿;
知母、天冬、百合合用有滋阴泻火、清肺热之功;益母草活血消肿,
清热解毒。此九味共用为佐。炙甘草为使,清热解毒,调和诸药。

运用 1. 本方主治热毒痈肿之痤疮。临床应以局部红肿热痛,小便黄
赤,大便干结,舌红苔黄,脉数而有力为辨证要点。本方性
偏寒凉,阴证疮疡忌用;脾胃本虚、气血不足者均应慎用。

2. 红肿痛甚、热毒重者,可加蒲公英、连翘、杭菊花以增清热
解毒之力;便秘者,可加大黄以泻热通便;血热盛者,可加
牡丹皮以凉血;气虚者,可加黄芪以补气。

3. 本方为罗仁教授1976年毕业实习时在兴宁市中医医院随柳
河中医师学习抄方时所悟,处方源于《校注妇人良方》的仙
方活命饮,罗仁教授将其应用于青年人热毒型痤疮,每天1
剂,第一煎口服,第二煎外洗(洗脸部病灶),2周可效。

十一、罗氏治胃汤

组成 柴胡 黄芩 党参 陈皮 法半夏 厚朴 茯苓 白术 神曲 砂仁 炙甘草 制何首乌

功用 疏肝胃，祛痰燥湿。

主治 痰湿中阻之痞证、胃痛。

方解 本方为罗仁教授依导师李仲守教授治胃病经验方化裁而来。方中柴胡疏肝解郁，使肝气得以条达，为君药。黄芩清解郁热而降逆，与柴胡一升一降，为和解少阳、调整中焦枢利之要药。陈皮味辛、苦，性温，可理气健脾、燥湿化痰；法半夏燥湿化痰，降逆止呕，辛温散结而和胃；茯苓健脾渗湿，为二陈汤之意，有"治痰先理气，气顺则痰消"之功。厚朴燥湿化痰，下气除满，上药共为臣药。党参益气健脾，白术健脾燥湿，神曲甘辛性温，消食健胃，砂仁化湿行气温中，制何首乌通腑，寓"六腑以通为用"之意，共用为佐。炙甘草益气和中，调和诸药，是为佐使。

运用 1. 本方主治痰湿中阻之心下痞与胃脘痛。临床应以心下痞满或疼痛，气机不畅，舌苔厚腻为辨证要点。

2. 本方常用于急、慢性胃炎等证属肝胃不和，痰湿中阻之心下痞满或胃脘痛胀者。

十二、罗氏理肠汤

组成 苍术 厚朴 陈皮 柴胡 黄芩 党参 防风 白术 白芍 桂枝 茯苓
山药 荆芥穗 炙甘草

功用 疏肝健脾，化痰祛湿。

主治 肝脾不和，痰湿留滞胃肠。症见脘腹胀满、满痛，大便溏薄，
肠鸣失气，舌苔白滑，脉沉细。

方解 本方由小柴胡汤、四君子汤、痛泻要方、苓桂术甘汤、平胃散
五方相合而成，为罗仁教授多个经方合用的代表方剂。方中
柴胡疏肝解郁，使肝气得以条达；苍术辛香苦温，入中焦能燥
湿运脾，二者共为君药。白芍养血敛阴、柔肝缓急，与柴胡同
用，补肝体而助肝用；厚朴苦辛性温，长于下气除满、理气降
逆；陈皮理气燥湿，茯苓利水健脾，白术燥湿健脾，辅苍术温
中燥湿，共为臣药。党参补脾肺之气，山药补脾养胃、益气健
脾，脾运则湿邪得化；荆芥穗祛风解表，防风祛风；桂枝味辛
甘性温，温助阳气，温阳化饮，气得温则行，饮得温则化；黄
芩解郁热，又可防诸药辛燥太过，共为佐药。炙甘草一可合桂
枝辛甘化阳，以助温补中阳之力，二可合白术益气健脾，崇土
以利制水，三可调和诸药而为佐使。全方疏肝行气，理气温阳
健脾，则痰湿得除，诸证自愈。

运用 1. 本方主治肝胃不和，痰湿留滞胃肠。临床应用以脘腹胀满、
疼痛喜按，畏寒，舌苔白腻，大便溏薄为辨证要点。

2. 寒湿重者，可加干姜以温化寒湿；腹痛者，可加高良姜、香
附以理气温中。

3. 本方常用于急、慢性胃肠炎，消化道功能紊乱，胃肠型感冒
等辨证属肝脾不和、痰湿或寒湿证者。

十三、罗氏耳鸣方

组成 熟地黄 山药 川芎 红花 蝉蜕 地龙 香附 石菖蒲 山茱萸 炙甘草

功用 补肾填精，活血开窍。

主治 肾精不足之耳鸣证。

方解 肾为先天之本，藏精生髓，上通于脑，开窍于耳，与耳的联系最为密切，故耳鸣多与肾虚精亏相关，亦可为风热上扰、痰瘀阻络、肝火上炎等病因所致。本方以六味地黄汤之"三补"为基础化裁而成，熟地黄味甘纯阴，主入肾经，长于滋阴补肾、填精益髓，为君药。山茱萸味酸性温，主入肝经，可滋补肝肾、收涩精气；山药味甘性平，主入脾经，有健脾补虚、涩精固肾之功，补后天以充先天。石菖蒲开窍醒神、聪耳明目，又化湿和胃，为治耳鸣要药；蝉蜕轻清升散，开宣肺窍，又疏散风热，此二者为治耳鸣的常用药。上药为臣。川芎、红花活血祛瘀；香附行气开郁；地龙善钻孔窍，通经活络；此四味共用为佐。炙甘草调和诸药，是为使。

运用 1. 本方主治肾精不足之耳鸣证。临床应以腰膝酸软，耳鸣耳聋，面黑发白，舌红，脉沉而细弱为辨证要点。

2. 畏寒肢冷较甚者，可加肉桂、巴戟天以温阳固摄；兼痰饮甚者，可加陈皮、法半夏以祛痰化饮。

3. 本方常用于肾精不足兼痰阻清窍或瘀血内阻之耳鸣耳聋。

十四、罗氏腰痛方

组成 熟地黄 鸡血藤 桃仁 红花 当归 川芎 白芍 党参 葛根 菟丝子 狗脊

功用 补肾强脊，活血止痛。

主治 肾虚血瘀之腰痛。

方解 腰为肾之府，因此，腰痛以补肾强脊为主，故重用熟地黄为君，以补肾填精。菟丝子补肾益精，狗脊补肝肾、强腰脊，为治肾虚腰痛之要药，二者助君药补肾填精；当归补血化瘀，可增熟地黄养血之功；以上三药为臣。川芎活血行气止痛，为止痛要药；白芍柔肝止痛，此二者与熟地黄、当归相配伍，为"四物汤"之意，可活血补血；桃仁、红花活血化瘀止痛；鸡血藤行血补血，舒筋活络；党参补气健脾；葛根解肌透热，专治腰脊疼痛，均为佐药。

运用 1. 本方以桃红四物汤加味而成，主治肾虚血瘀之腰痛。临床应以腰脊胀痛，畏寒肢冷，夜尿清长，舌淡红，脉弦细为辨证要点。

2. 瘀痛入络者，可加全蝎、威灵仙、地龙、三棱、莪术等以破血通络止痛；气机郁滞较重者，可加川楝子、香附、青皮等以疏肝理气止痛。

3. 本方常用于椎间盘突出症、腰椎骨质增生、腰肌劳损等证属肾虚血瘀之腰痛。

十五、罗氏排石汤

组成 黄芪 生地黄 乌药 牛膝 金钱草 海金沙 滑石粉 冬葵子 车前子 青皮 炙甘草

功用 清热利湿，通淋排石。

主治 下焦湿热之石淋。

方解 本方为罗仁教授1982年研究生时期跟随导师何汝湛教授学习所悟而得，经临床反复实践后总结为"罗氏排石汤"，对治疗泌尿系统结石有较好疗效。泌尿系结石在中医中称石淋，因"热在下焦"形成。"诸淋者，由肾虚而膀胱热故也"。湿热久积于下焦，尿液受其煎熬，日积月累，尿中杂质结为砂石，就形成石淋。因而，清热利湿、排石通淋为最常用之法。方中金钱草利尿通淋、善消结石，尤宜于治疗石淋，重用为君。车前子甘寒而利，善通水道，清膀胱湿热；海金沙利尿通淋止痛；滑石粉性滑利窍，寒则清热，可清膀胱湿热而通利水道；冬葵子亦甘寒滑利，利尿通淋；四药合用，助金钱草清热利湿、通淋排石，为臣药。又因排石需要气的推动，故有黄芪、青皮益气行气、推石下行；又有乌药温经止痛；牛膝引石下行。方中生地黄清热凉血、益肾滋阴，一则防诸药伤阴太过，二则合牛膝益肾固腰以缓解腰酸之症。上五药为佐。炙甘草合乌药以止痛，又有调和诸药之功，是为佐使。

运用

1. 本方主治下焦湿热之石淋。临床应用以小腹疼痛，血尿，舌苔白腻，脉弦滑为辨证要点。

2. 兼有肾虚者，可加用熟地黄、巴戟天、胡桃肉等以补肾强精；腰痛者，可加杜仲、延胡索。

3. 本方常用于肾结石辨证属下焦湿热证者。此方用于泌尿系结石，对单发、直径小于1cm的结石疗效尤佳。

4. 方中海金沙、滑石粉、车前子以纱布包煎为宜。

十六、罗氏痛风汤

组成 百合 黄柏 薏苡仁 牛膝 山药 赤芍 苍术 车前子 金钱草 白茅根 炙甘草

功用 清热祛湿,活血止痛。

主治 湿热毒瘀,阻于经络。症见关节红肿热痛。

方解 痛风性关节炎属于中医湿热痹范畴,究其原因,多是素体肥胖,或过食膏粱厚味,或嗜醇酒肥甘,导致湿热内蕴,久蕴生热,热极生毒,湿热毒邪阻于经络,流注关节,血脉瘀阻,以致关节红肿热痛,故湿热毒瘀为其主要病机。本方以四妙散加味而成,方中黄柏苦以燥湿,寒以清热,其性沉降,长于清下焦湿热,为君药。苍术辛散苦燥,功擅健脾燥湿;牛膝补肝肾、强筋骨,引药下行;薏苡仁渗湿健脾、舒筋缓急,三药共用为臣药。车前子、金钱草、白茅根三者利尿清热,使邪从小便而出;山药补脾益胃,补肾涩精;赤芍凉血活血,百合中含有秋水仙碱,可降尿酸、宁心安神、养阴清热,与上药合用,共为佐。炙甘草既缓急止痛,又调和诸药,是为佐使。

运用 1. 本方主治湿热毒瘀之痛风。临床应用以足膝关节肿痛,小便短赤,舌苔黄腻为辨证要点。

2. 湿热甚者,宜加大黄、木瓜;下部湿疮者,可加赤小豆、土茯苓等以清湿热、解疮毒。

3. 本方常用于痛风性关节炎证属湿热毒瘀者,亦可用于高尿酸血症患者。

4. 方中车前子应以纱布包煎。

十七、肾病 I 号方

组成 柴胡 黄芩 党参 熟地黄 丹参 益母草 鱼腥草 牡蛎 炙甘草

功用 疏肝益肾，益气活血。

主治 慢性肾病以蛋白尿为主者。

方解 蛋白尿的病机多与肝、脾、肾相关，肝主疏泄，条达气机；脾主运化，脾主升清，脾气不升则精微下注；肾藏精，肝藏血，肝肾不足，藏泄失调，则固摄无权，精微下注。此病病程日久，往往是在正虚基础上又有湿热、热毒、瘀血。因此，治则以滋肝益肾、益气活血为主。方中熟地黄味甘纯阴，主入肾经，长于滋阴补肾、填精益髓，为君药。柴胡疏散外邪、疏肝理气，合熟地黄使肝肾藏泄有度；党参益脾肺之气，脾健则清阳升，二者共为臣药。牡蛎敛阴固精，丹参、益母草活血祛瘀、凉血解毒，黄芩、鱼腥草清热解毒、利尿通淋，共为佐药。炙甘草为使，可调和诸药。

运用

1. 本方主治以蛋白尿为主要临床指标的慢性肾病。临床应以胸胁苦满，腰膝酸软，小便不利，舌红脉弦为辨证要点。

2. 夜尿多、遗精滑泄者，可加金樱子、益智以温肾固涩；失眠、心悸甚者，可酌情加五味子、酸枣仁以养心安神。

3. 本方以小柴胡汤化裁而成，体现肾炎"从肝论治"的学术思想，常用于以蛋白尿为主要临床指标的肾病综合征，急、慢性肾小球肾炎等证属肝郁肾虚者。

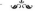

十八、肾病Ⅱ号方

组成 熟地黄 山药 煅牡蛎 山茱萸 白茅根 大蓟 小蓟 炙甘草

功用 清热凉血，滋肾填精。

主治 慢性肾病以血尿为主者。

方解 血尿多由邪热扰动，伤及脉络，肾阴不足，虚火妄动而致。肾藏精，精血同源，故肾病见血尿应从清热凉血、滋肾填精入手。方中熟地黄滋阴补肾、填精益髓，为补肾阴之要药；白茅根凉血止血、清热利尿，二者合用有滋阴凉血止血之效，故重用为君。山药补脾益肾，又能固肾；山茱萸补养肝肾，又能涩精，二者与熟地黄合用，乃六味地黄中的"三补"，其滋肾填精之力愈强。大、小蓟凉血止血、散瘀利尿，可增白茅根凉血止血之功。上四药共用为臣。煅牡蛎敛阴固涩，合山药、山茱萸则滋阴固精之力强，合大、小蓟则凉血止血之力著，为佐药。炙甘草调和诸药，是为使。

运用 1. 本方主治以血尿为主要临床指标的肾病。临床应以腰膝酸软，舌红脉细为辨证要点。

2. 偏于肾阳虚者，可加菟丝子、补骨脂、桂枝等以温补肾阳；肾阴虚甚者，可加墨旱莲、女贞子以滋养肾阴；失眠、心悸甚者，可酌情加五味子、酸枣仁以养心安神。

3. 本方以六味地黄汤中的"三补"为基础加味，常用于以血尿为主要临床指标的肾病综合征，急、慢性肾小球肾炎等证属肾阴虚内热者。

十九、肾病Ⅲ号方

组成 海藻 黄芪 当归 丹参 熟地黄 煅牡蛎 鱼腥草 荆芥穗 葶苈子

功用 补益气血，降浊排毒。

主治 慢性肾功能衰竭证属气血两虚、瘀毒内阻者。症见腰膝酸软，乏力少气，小便短少，面色无华，舌淡红苔白，脉细弱。

方解 慢性肾功能衰竭多由慢性肾炎迁延而致，脾肾亏损、气血两虚为本，湿热瘀浊为标，治宜补肾益气、降浊排毒。方中海藻味咸性寒，擅于清热消痰、利水退肿。现代药理研究证实，海藻中所含的海藻酸对慢性肾衰竭有改善作用，因而重用为君。黄芪健脾补中、益卫固表；当归养血治血；熟地黄补血滋阴，一则肾强脾健则水湿得化，二则气行则水行，水肿得治；三药合用为臣。煅牡蛎敛阴固涩，方中稍用固涩之品，以固蛋白质等精微物质不致流失。丹参活血凉血祛瘀，鱼腥草清热解毒、利尿通淋，葶苈子宣肺泻肺行水，三者合用，除体内之湿热瘀毒。荆芥穗祛风解表，合黄芪以增益卫固表之功，合鱼腥草以强解毒祛浊之力。诸药共为佐使。

运用

1. 本方主治肾病之慢性肾功能衰竭阶段的气血两虚、瘀毒内阻。临床应以腰膝酸软，疲劳乏力，面色无华，舌淡苔白或无苔，脉细弱为辨证要点。

2. 本方常用于慢性肾功能衰竭阶段证属脾肾亏虚、气血亏虚、瘀毒内阻者。

3. 本方是1982年罗仁教授跟随导师何汝湛教授临床学习总结而来的经验方，以《伤寒论》的牡蛎泽泻散为基础进行化裁，常用于慢性肾功能衰竭患者，使用时随证加减。

二十、肾病Ⅳ号方

组成 鱼腥草 白茅根 益母草 白花蛇舌草 炒苍术 牡丹皮 炙甘草

功用 清热祛湿，利尿通淋。

主治 湿热毒邪流注下焦。症见尿浊尿痛，带下色黄。

方解 方中鱼腥草清热解毒、利尿通淋，使热毒从小便而去，重用为君。白茅根凉血止血，白花蛇舌草清热解毒、利湿通淋，共助君药清热通淋，为臣药。益母草活血调经、利水消肿、清热利尿，牡丹皮清热凉血、活血化瘀，二者活血以防壅滞、凉血以助清热，共为佐药。炒苍术燥湿健脾，脾健则湿去，亦为佐药。炙甘草可清热解毒，调和诸药，为佐使。

运用 1. 本方主治湿热毒邪流注下焦，西医属泌尿系统感染范畴。临床以小便赤短，尿频、尿急、尿痛，舌苔黄腻为辨证要点。

2. 湿热甚者，宜加薏苡仁、木瓜、萆薢等以渗湿降浊；兼下部湿疮者，可加赤小豆、土茯苓等以清湿热、解疮毒。

3. 本方常用于慢性肾盂肾炎急性发作、急性尿道炎、女性湿热带下等证属湿热下注者。

二十一、小四五汤

组成 柴胡 黄芩 党参 法半夏 生姜 白术 茯苓 泽泻 猪苓 桂枝 熟地黄 白芍 当归 川芎 大枣 炙甘草

功用 行气化瘀，通阳利水，脾肾双补。

主治 气血两虚，水瘀互结，脾肾气阴两虚证。症见双下肢水肿，小便不利，胸胁苦满，头晕目眩，面色无华或暗滞舌淡，苔白，脉沉弦。

方解 本方为陈宝田教授的经验方，由小柴胡汤、四物汤、五苓散三方相合而成，其中包含有桂枝汤、四君子汤、四物汤、柴苓汤，故可以说是由七个处方相合的名方，现已应用四十余年。本方合小柴胡汤疏通三焦、理气和解，五苓散通阳化气、利水渗湿，四物汤养血活血祛瘀之功。三方之中又寓有四君子汤在内，兼有益气之功，其中小柴胡汤与五苓散相合即为《丹溪心法》的柴苓汤。故本方具有寒热并用、脾肾双补、攻补兼施、阴阳相济的特点，共奏益气养血、活血利水、健脾补肾、理气化瘀之效。

方中柴胡入肝胆经，可疏泄三焦气机，和解少阳；熟地黄甘温入肾，滋阴补肾，填精养血；泽泻味咸性寒，直达肾与膀胱，利水渗湿；三药共为君药。黄芩清热燥湿，以除气虚血滞所生之水湿瘀浊及内郁之热；猪苓、茯苓淡渗利水；当归补血化瘀，助熟地黄养血之功；此三者为臣。方中法半夏、生姜和胃降逆，党参、大枣益气健脾，川芎、白芍养血活血，白术燥湿健脾，桂枝温阳化气以助利水，又可解表散邪以祛表邪，诸药同为佐。炙甘草调和诸药，为使。

运用 1. 本方主治脾肾亏虚、气血两虚、气滞血瘀之水肿。临床应以双下肢水肿，甚或全身浮肿，胸胁苦满，面色无华，小便不利，烦渴欲饮，头目眩晕，面色无华或暗滞，舌苔白，脉沉弦为辨证要点。

2. 畏寒肢冷甚者，可易桂枝为肉桂，加附子以温补肾阳；若表邪未解，可加荆芥、防风以解表；水肿、腹胀者，可加葶苈子、大腹皮以利水消肿。

3. 本方常用于急、慢性肾炎之水肿，肝硬化之腹水，心源性水肿等证属气滞血瘀、水湿内停者。

二十二、四四五汤

组成 柴胡 白芍 枳壳 川芎 当归 生地黄 茯苓皮 陈皮 桑白皮 大腹皮 甘草

功用 疏肝解郁,养血健脾,利水消肿。

主治 肝郁血虚,脾虚湿盛之水肿。症见水肿,胸闷,腹胀,小便少,舌淡苔白厚,脉沉。

方解 本方由四逆散、四物汤与五皮散三方相合而成,为罗仁教授根据导师钟耀奎教授四逆散应用经验化裁而来。方中茯苓皮甘淡性平,功专利水,又可健脾;柴胡疏肝解郁,升发阳气;生地黄养阴兼凉血,三者合用为君。白芍养血敛阴,与柴胡合用可补养肝血、调达肝气,使柴胡升散而无耗阴之弊;当归甘辛性温,归肝、心、脾经,为补血良药;陈皮理气和胃,醒脾化湿;大腹皮行气宽中,利水消肿;四者助君药疏肝解郁,养血健脾,利水消肿,为臣药。佐以枳壳、川芎、桑白皮,枳壳理气解郁,与柴胡为伍,一升一降,加强疏畅气机之功,并奏升清降浊之效,与白芍配伍,又能理气和血,使气血调和;川芎活血行气;桑白皮清降肺气,通调水道以利水湿。甘草补气健脾,调和诸药,为使。此方取四逆散之行气解郁、疏肝理脾,四物汤之补血活血,五皮散之利水消肿、理气健脾。三方合用,共奏疏肝解郁、养血健脾、利水消肿之功。

运用 1. 本方主治肝郁血虚、脾虚湿盛之水肿。临床应以水肿,胸胁苦满,小便不利,烦渴欲饮,食欲不振,舌苔白厚为辨证要点。

2. 心悸者,可加桂枝以温心阳;畏寒肢冷甚者,可加附子以温补肾阳;若表邪未解,可加荆芥、防风以解表。

3. 本方常用于急、慢性肾炎之水肿,肝硬化之腹水,心源性水肿等证属肝郁脾虚、水湿内停者。

二十三、罗氏鼻炎方

组成 苍耳子 辛夷 黄芪 白术 桔梗 苦杏仁 防风 荆芥穗 天冬 红花 连翘 炙甘草

功用 益气固表，祛风通窍。

主治 表虚不固、风邪犯肺之鼻窒。症见鼻塞流涕，日久不愈，易感冒，舌淡，脉缓。

方解 本方由玉屏风散加味而成。方中重用黄芪，其性甘温，功擅益气固表，故为君药。白术益气健脾，助黄芪补气固表之力；苍耳子、辛夷辛温解表以散外寒，宣通鼻窍；防风、荆芥穗辛甘性温，解表而祛风邪，五者共为臣药。佐以苦杏仁肃降肺气，桔梗开宣肺气，一升一降，宣肃复常；连翘清热解毒，疏散风热；天冬养阴润燥，清肺生津，防诸药苦寒伤阴；因风邪久留，阻于脉络，配红花以活血散瘀。炙甘草益气和中，调和诸药，是为使。本方固表实卫，兼疏风邪、通鼻窍，补中寓散，散不伤正，以达益气固表、祛风通窍之功。

运用 1. 本方主治表虚不固、风邪犯肺之鼻窒。临床以鼻塞流涕、喷嚏频作，汗出恶风，舌淡苔白，脉缓为辨证要点。

2. 风寒盛者，可加麻黄、细辛以辛温解表；风热盛者，可加桑叶、菊花以疏风清热；脾虚湿盛者，可加茯苓、薏苡仁以健脾渗湿。

3. 本方常用于治疗因表虚不固、风邪犯肺所致的急、慢性鼻炎，过敏性鼻炎。

二十四、罗氏通便方

组成 熟地黄 山药 山茱萸 川厚朴 苦杏仁 桃仁 枳实 炙甘草

功用 滋阴理气，润肠通便。

主治 阴虚气滞之便秘。症见大便干结，或数日一行，腹胀，口干，舌红少苔，脉弦细。

方解 方中重用熟地黄以滋阴补肾，山药以补益脾阴，山茱萸以补养肝肾，三药配合，肾、肝、脾三阴并补，滋阴健脾益肾，共为君药。苦杏仁上肃肺气，下润大肠，与桃仁皆质润多脂，共奏润燥滑肠、通润大便之效，为臣药。佐以川厚朴下气除满，枳实行气消痞，二者相合既能消痞除满，又使胃肠气机通降下行以助泻下通便。炙甘草调和诸药。

运用

1. 本方主治阴虚气滞之便秘，老年便秘尤宜。临床以大便干结，舌红少苔，脉弦细为辨证要点。

2. 大便干结、小便频数者，可加麻子仁、大黄、芍药以润肠泄热、行气通便；阳虚寒积者，可加附子、干姜以温中祛寒；肾虚精亏者，可加肉苁蓉、牛膝以温肾益精。

3. 本方常用于素体阴虚阴亏血少，或病后产后阴血虚少，或年高体弱阴血亏虚等导致的便秘。必要时可加用制何首乌30g润肠通便。

二十五、罗氏调经方

组成 柴胡 党参 熟地黄 黄芩 益母草 香附 当归 川芎 炙甘草

功用 疏肝解郁，养血调经。

主治 月经失调之肝郁血虚证。症见月经紊乱，经期提前或延后，月经量少，色淡或有血块，伴见胸闷胁胀，心烦，舌淡红，苔薄白，脉弦细。

方解 方中柴胡味苦性平，入肝胆经，可疏肝解郁；熟地黄滋阴补肾，填精益髓；党参补脾肺之气，又能生津；三者合用，共奏补肾调肝、益气养阴之功，重用为君。黄芩清热凉血，清除郁热、虚热；益母草活血调经，清热解毒；香附疏肝解郁，理气宽中，调经止痛；此三药配伍为臣。佐以当归补血调经、活血止痛，川芎活血止痛、行气开郁。炙甘草益气补脾，调和诸药，为佐使。

运用 1. 本方主治月经失调之肝郁血虚证。临床以经期提前或延后，量少，色淡红、质稀，胸胁、乳房及小腹胀痛，胸闷不舒，烦躁易怒，或善叹息、嗳气，舌淡红，苔薄白，脉弦细为辨证要点。

2. 头晕眼花、心悸失眠者，可加龙眼肉、酸枣仁以养血安神；气短乏力者，可加太子参、五味子以补气益阴；心烦易怒、胸胁胀满者，可加牡丹皮、栀子以清泻肝火。

3. 本方常用于治疗月经失调等证属肝郁血虚者；在月经期间亦可使用。

二十六、罗氏固精方

组成 熟地黄 山茱萸 山药 金樱子 荷叶 枸杞子 酸枣仁 炙甘草

功用 补肾固精。

主治 肾虚不固证。症见阳痿，举而不坚，早泄或滑精，腰酸，舌淡苔白，脉沉细或弦细。

方解 方中熟地黄滋补肾阴，益精填髓，为君药。山茱萸补益肝肾，涩精固脱；山药补肾固精，兼能补脾以助后天生化之源；金樱子固精缩尿；枸杞子滋肾补肝，又可益精，此五药皆为臣药。君臣相伍，补肝脾肾，此谓"三阴并补"。佐以荷叶收涩固精，酸枣仁养血补肝、宁心安神。炙甘草调和诸药，用为使药。诸药合用，既能补肾益精，又能涩精止遗，以补为主，标本兼顾。

运用 1. 本方主治肾虚不固证。临床以阳痿早泄，遗精滑泄，腰膝酸软，神疲乏力，舌淡苔白，脉沉细为辨证要点。

2. 耳鸣者，可加石菖蒲、磁石以聪耳开窍；脱发者，可加制何首乌、女贞子以乌须生发；盗汗者，可加白芍、浮小麦、柏子仁以敛阴止汗。

3. 本方常用于治疗阳痿早泄、遗精滑泄、性功能减退等证属肾虚不固者。

二十七、罗氏头风方

组成 天麻 川芎 荷叶 桑叶 煅牡蛎 白芍 香附 延胡索 炙甘草

功用 疏风止痛。

主治 风阳上扰证。症见头晕目眩，或头胀痛，急躁易怒，舌红，脉弦。

方解 肝阳上亢，肝风上扰，气血逆乱，经气淤滞，则头痛头晕。天麻平肝息风活血止痛，为君药；煅牡蛎滋阴潜阳，使阳能入阴，血可化阴；白芍补血敛阴，泻肝柔筋，为臣药。川芎、延胡索活血止痛，香附行气解郁，荷叶、桑叶清利头目，为佐。炙甘草调和诸药，为使。本方内风、外风兼治，疏风以止痛，滋阴以潜阳。

运用
1. 本方主治风阳上扰、气血逆乱之头痛眩晕证。临床以头目胀痛，头晕耳鸣，急躁多怒，舌红苔薄，脉弦为辨证要点。

2. 阴虚内热甚者，可加玄参、麦冬以滋阴清热。太阳头痛者，可加羌活、蔓荆子；阳明头痛者，可加葛根、白芷、知母；少阳头痛者，可加柴胡、黄芩、川芎；厥阴头痛者，可加吴茱萸、藁本等。

3. 本方常用于高血压、血管神经性、三叉神经性等头痛之证属风阳上扰者。

二十八、芪丹地黄汤

组成 生地黄 黄芪 丹参 山药 山茱萸 炙甘草

功用 益气活血，养阴固肾。

主治 气阴两虚兼血瘀证。症见神疲乏力，自汗气短，咽干口燥，口渴喜饮，手足心热，大便干结或先干后溏，舌红胖少苔，边有齿痕，脉沉细或细数。

方解 方中重用生地黄为君，其性甘寒，入心、肝、肾经，有养阴润燥、清热凉血之效。黄芪益气利水消肿，丹参活血化瘀、除烦安神，共为臣药。山药补脾滋肾，山茱萸补肾涩精，为佐药。炙甘草补脾益气，调和诸药，为使药。诸药同用，共奏益气、养阴、活血之功。

运用
1. 本方主治糖尿病肾病之气阴两虚兼血瘀证。临床以糖尿病久病不愈，乏力少气，口渴咽干，五心烦热，舌红少苔，或舌有瘀点，脉细为辨证要点。

2. 阴虚火旺、烦躁口渴甚者，可加知母、淡竹叶以泻火除烦；水肿者，可加葶苈子以利水消肿；尿量多者，可加金樱子、五味子等以补肾固摄；尿蛋白升高者，可加益母草；肾功能减退者，可加煅牡蛎、制何首乌。

3. 本方常用于糖尿病、糖尿病肾病等证属气阴两虚兼血瘀者。

4. 本方为罗仁教授多年临床实践的经验方，其疗效经过临床循证对照研究验证。

二十九、调经种子汤

组成 益母草 香附 黄芩 党参 当归 枸杞子 菟丝子 川芎 熟地黄 白芍 柴胡 炙甘草

功用 滋补肝肾，调理冲任。

主治 冲任失调。症见女子婚后不孕，月经失调，心烦少寐，腰酸乏力，舌淡，脉弦细。

方解 方中柴胡味苦性平，入肝胆经，既可疏肝解郁，又可条畅气机；熟地黄味甘纯阴，主入肾经，有滋阴补肾、填精益髓之效，二者共为君药。枸杞子、菟丝子补肝肾、益精髓，香附行气调经，合柴胡加强疏肝理气之功，此三者为臣药。党参味甘性平，补脾肺之气，可生津补血。黄芩苦寒清郁热，柴胡升散，二者配伍为"小柴胡"之意。川芎活血行气，白芍柔肝敛阴，当归补血活血，此三者与熟地黄配伍，为"四物汤"之意，养血调经。益母草活血调经，上五者共为佐药。炙甘草调和诸药，是为使。全方合用，共奏疏肝补肾、补血活血、理气调经之效。

运用 1. 本方主治月经不调、不孕之冲任失调证。临床以月经不调、心中烦满，腰膝酸软，面色不华，舌淡红苔薄，脉弦细或沉细为辨证要点。痰湿内盛者不宜用本方。

2. 肝郁化火或阴虚火旺者，可加栀子、牡丹皮以清热凉血；兼气虚者，可加人参以补气；兼肾阳虚者，可加杜仲、巴戟天以温补肾阳。

3. 本方常用于妇女月经不调、婚久不孕等证属冲任失调者。男子不育者，亦可使用本方。或男女双方在女子月经干净后开始口服本方，连服1周，可连续服用1～3个月经周期。

三十、罗氏孕感方

组成 柴胡 黄芩 苦杏仁 陈皮 桔梗 党参 砂仁（后下）荆芥穗 辛夷、连翘 法半夏 神曲 桑叶 炙甘草

功用 祛风解表，清热安胎。

主治 孕期感冒之风热袭表证。症见女子在孕期感受外邪，发热恶寒，身热不退，鼻塞，口干，咽痛，咳嗽少痰，舌淡红，苔薄黄，脉滑数。

方解 方中柴胡疏散退热，疏肝解郁；黄芩清热燥湿，止血安胎，兼能解毒，二药重用为君。荆芥穗祛风解表，辛夷发散风寒、宣通鼻窍，连翘清热解毒、疏散风热，桑叶疏散风热、清肺润燥，上药助君药解表散邪，为臣药。佐以苦杏仁肃降肺气，桔梗开宣肺气，一宣一降，协同为用；法半夏燥湿化痰、降逆止呕，陈皮理气健脾、燥湿化痰，党参健脾益肺、养血生津，砂仁化湿开胃、温脾止泻、理气安胎，神曲消食和胃，共奏健脾和胃安胎之效。炙甘草为佐使，既能益气补脾，又能调和诸药。

运用
1. 本方主治孕期感冒之风热袭表证。临床以身热较著，发热，微恶风，有汗或少汗，咳嗽，干咳少痰，口干或咽干，兼食欲不振，胸闷脘痞，或呕吐，舌质红，苔薄黄，脉浮滑数为辨证要点。

2. 咽喉肿痛者，可加木蝴蝶以利咽；头痛甚者，可加菊花以清利头目；咳嗽甚者，可加罗汉果、川贝母以止咳化痰。

3. 本方常用于治疗孕期上呼吸道感染、支气管炎、感冒等证属风热袭表者。

4. 如患者不愿口服本方汤剂，可用本方水煎三次合而并之，调适水温，沐浴，每日一次，此属"透皮疗法""外治疗法"，亦有效。

三十一、罗氏脱发方

组成 制何首乌 川芎 红花 菊花 枸杞 山茱萸 侧柏叶 荷叶 炙甘草

功用 补益肝肾，滋阴养血。

主治 肝肾亏虚证。症见脱发或斑秃，心烦，口干，舌红少苔，脉弦细。

方解 方中制何首乌补益肝肾、乌须生发，侧柏叶凉血止血、乌发生发，两者重用为君。枸杞、山茱萸滋补肝肾，平补肾精肝血；川芎上行头目，通达气血，长于祛风活血，与红花同用，兼以活血祛瘀；四者为臣，共治精血不足、气血瘀滞所致的毛发脱落、须发早白。方中佐以菊花疏散风热，荷叶清香升散、健脾升阳，助运化以生血。炙甘草调和诸药。

运用

1. 本方主治肝肾亏虚之脱发证。临床以头部毛发脱落、稀少，发际线上移，或见斑秃，或伴见疲劳乏力，腰膝酸软，耳鸣盗汗，舌红少苔，脉弦细为辨证要点。

2. 血热风燥者，可加生地黄、白芍以凉血润燥；湿热内蕴者，可加黄芩、薏苡仁以清利湿热。

3. 本方常用于内分泌失调、压力较大等所致的脱发。

4. 本方源于罗仁教授1974年就读大学期间，因学习压力过大导致斑秃，求诊于广州中医药大学温病大家刘仕昌教授，服药2周即愈。故罗仁教授以刘老处方化裁为其治疗脱发的临床用方，累用累效。

三十二、罗氏皮炎方

组成 防风 白术 黄芪 荆芥穗 连翘 苦杏仁 地肤子 白鲜皮 煅牡蛎 制何首乌 红花 当归 炙甘草

功用 祛风固表，养血活血。

主治 外感风邪，内有郁热或湿热。症见皮肤瘙痒，风团，丘疹，反复发作，舌红，苔薄白，脉浮。

方解 过敏性皮炎主要由先天禀赋不足，腠理疏松，加之外感风寒湿热之邪，肺失宣降，卫气被郁，邪郁肌肤所致。方中荆芥穗、防风、连翘辛散透达、疏风散邪、消肿散结、透疹止痒，共为君药。黄芪益气固表，白术健脾益气，助黄芪益气固表，二者与防风组成"玉屏风散"，有益气固表实卫之功。苦杏仁宣降肺气，地肤子、白鲜皮清热解毒、除湿止痒，五者共为臣药。此病风热内郁，易耗伤阴血；湿热浸淫，易瘀阻血脉，故以当归、红花、制何首乌养血活血，寓"治风先治血，血行风自灭"之意；煅牡蛎软坚散结，与防风、白术相配伍有疏风固表、镇潜止痒的功效，四者为佐药。炙甘草清热解毒，调和诸药，是为使。

运用
1. 本方主治风邪引起的过敏性皮炎，临床以皮肤瘙痒，风团，丘疹，舌红，苔薄白，脉浮为辨证要点。

2. 本方亦可治疗风邪或湿热引起的其他皮肤病，表现为皮肤瘙痒、丘疹、结节，如粉刺、痤疮、湿疹、皮炎等。

3. 红肿痛甚、热毒重者，可加蒲公英、杭菊花以增清热解毒之力；皮损顽固、见结节瘢痕者，可加皂角刺、夏枯草以软坚散结；大便秘结者，可加大黄、枳壳。

4. 本方亦可水煎用于外洗（沐浴疗法），尤其是5岁以内的小孩，用本方外洗泡澡10分钟更方便有效。

三十三、罗氏眼病方

组成 枸杞子 菊花 谷精草 柴胡 黄芩 党参 山茱萸 红花 车前子 蒲公英 连翘 炙甘草

功用 滋补肝肾，疏散风热，明目退翳。

主治 肝肾不足，风热上扰。症见眼睛干涩，视物模糊，舌红少苔，脉浮或脉细。

方解 目为七窍之首，易受风邪，风火为先；肝受血而能视，因此眼病首先考虑外感风热为外因，肝肾不足为内因。方中枸杞子味甘性平，既能滋补肝肾，又长于益精明目；菊花除能养肝明目外，又能清肝热、祛肝风；谷精草疏散风热，明目退翳，共为君药。肝开窍于目，柴胡疏风清热，黄芩清热泻火，二者合用能治少阳肝胆之热，且清热中又有平肝之效；山茱萸主入肝经而滋补肝肾，党参益脾肺之气，脾健则清阳升，四者共为臣药。佐以连翘疏风消肿散结，蒲公英清热解毒，车前子利水明目，红花活血化瘀。甘草为使，调和诸药。

运用 1. 本方常用于肝肾不足、肝经风热所致的眼病。临床以眼睛干涩，视物不清，迎风流泪，目赤涩痛，眼疲劳，舌红少苔，脉浮或脉细为辨证要点。

2. 兼见头晕目眩者，可加天麻、川芎以平息肝风；外感风热所致头痛、目痛、发热，可加薄荷、蔓荆子以清利头目；风水相搏所致目胞浮肿者，可加麻黄、葶苈子以解表利水。

3. 本方常用于结膜炎、角膜炎、角膜翳、睑缘炎、玻璃体混浊等证属肝肾不足、风热上扰证者。

三十四、罗氏颈椎方

组成 熟地黄 山茱萸 山药 葛根 威灵仙 桂枝 白芍 牡蛎 黄芪 泽泻 炙甘草

功效 益气养阴，滋补肝肾。

主治 气阴两虚，肝肾不足证。症见项背僵硬不适，上肢麻木或痹痛，头晕目眩，舌红少苔，脉弦细。

方解 本方由六味地黄汤加减而成，方中熟地黄填精益髓、滋补阴精，黄芪补气以助血行，通调血脉，兼有行滞通痹之功，两者共为君药。臣以山茱萸补养肝肾，又能涩精；山药脾肾双补，既补肾固精，又补脾以助后天生化之源。君臣相伍，补肝脾肾，即所谓"三阴并补"。佐以泽泻利湿泻浊，并防熟地黄滋腻太过，桂枝温经通脉、温肾助阳，葛根解肌、止项背痛，威灵仙辛温善行、祛风除湿，又能通经络而止痛，牡蛎潜阳补阴，白芍平肝潜阳，又能养血敛阴，共奏标本兼顾之效。炙甘草调和诸药。

运用 1. 本方主治肝肾不足之气阴两虚证。临床以项背僵痛，腰膝酸软，上肢痹痛，头晕目眩，耳鸣耳聋，舌红少苔，脉弦细为辨证要点。

2. 头晕目眩重者，可加天麻，麦冬以滋阴平肝；若肩痛如刺，项背强直，舌紫暗、边有瘀斑，可加桃仁、川芎以活络止痉。

3. 本方多用于颈椎病或久坐办公室伏案工作、缺少运动者的颈项不适之症，在服药的同时应加强运动，如久坐 1~2 小时应起身运动，做"低头抬头左右转"的颈部保健操。

三十五、罗氏头晕方

组成 柴胡 黄芩 党参 天麻 川芎 陈皮 法半夏 煅牡蛎 泽泻 荷叶 熟地黄 制何首乌 炙甘草

功效 疏肝养血，平肝潜阳。

主治 阴血亏虚，肝阳上亢证。症见头晕目眩，反复发作，遇恼怒则加重，心烦易怒，失眠，多梦，舌红苔黄，脉弦数。

方解 《素问·至真要大论》谓："诸风掉眩，皆属于肝。"头晕者，多为风阳或肝风肝阳上扰所致。本方以小柴胡汤加减，方中柴胡性平味苦，入肝胆经，透泄少阳之邪，并能疏泄气机之郁滞，疏散外邪；党参益脾胃，化精微，生阴血，二者合用，共为君药。黄芩苦寒以清郁热；熟地黄甘温滋润，补阴益精以生血；制何首乌味甘微温，补肝肾，益精血，且能润肠通腑；天麻平肝息风；煅牡蛎益阴潜阳，镇肝息风，共为臣药。法半夏和胃降逆、燥湿化痰，川芎行气活血，陈皮理气行滞和胃，泽泻利湿泻浊，且防熟地黄滋腻太过，荷叶清热化湿、升发清阳，共为佐药。炙甘草调和诸药。

运用 1. 本方主治阴血亏虚，肝阳上亢证。临床以头晕目眩、目胀耳鸣，失眠多梦，舌红苔黄，脉弦数为辨证要点。

2. 若头晕目眩，耳鸣，伴头胀痛，遇劳或恼怒加重，可加桑寄生、栀子以平肝潜阳；若目眩，头晕如蒙，视物旋转，可加法半夏、茯苓以燥湿祛痰；若头晕目眩，动则加剧，遇劳则发，面色无华，可加黄芪、白术以补益中气。

三十六、罗氏带下方

组成 柴胡 黄芩 党参 白果 车前子 苍术 黄柏 荷叶 益母草 薏苡仁 菟丝子 山茱萸 炙甘草

功用 清热祛湿，固肾止带。

主治 肝肾不足，湿热带下。症见女子带下，量多色黄，其气腥秽，腰膝酸软，大便不爽，小便黄赤，舌苔黄腻，脉弦滑。

方解 此方由小柴胡汤和易黄汤相合而成。方中柴胡味苦性平，入肝胆经，疏肝解郁；黄芩苦寒清热；党参补脾肺之气，又能生津；三者合用，清肝胆湿热而不伤脾胃，故重用为君。白果收涩止带，兼除湿热；车前子味甘性寒，清热利湿；黄柏苦寒入肾，清热燥湿；苍术辛温燥湿；荷叶清暑利湿；益母草清热解毒，利尿消肿；薏苡仁甘淡利湿；此七药配伍为臣。佐以菟丝子阴阳平补，山茱萸补益肝肾、收涩固脱。炙甘草益气补脾，调和诸药，是为使。

运用 1. 本方主治肝肾不足，湿热内蕴之带下证。临床以带下色黄，其气腥秽，腰膝酸软，舌苔黄腻，脉弦滑为辨证要点。

2. 失眠多梦者，可加生龙骨、生牡蛎、酸枣仁以敛精安神；小便频数者，可加金樱子、益智以固精缩尿；脾胃虚弱者，可加山药、陈皮以健脾祛湿。

3. 本方常用于治疗带下病证属肝肾不足，湿热内蕴者。

三十七、罗氏降脂方

组成 荷叶 苍术 厚朴 柴胡 黄芩 党参 陈皮 茵陈 炙甘草

功用 清热利湿降脂。

主治 湿浊型肥胖。症见形体肥胖,颜面部皮肤油腻,大便不爽,舌红苔黄腻,脉弦滑。

方解 方中茵陈宣湿郁而动生发之气,重用为君。柴胡味苦性平,入肝胆经,疏肝解郁;黄芩苦寒清热;党参补脾肺之气,又能生津;三者合用,清肝胆湿热而不伤脾胃,为臣。佐以陈皮燥湿健脾,厚朴苦燥泄降,苍术辛温燥湿,荷叶升发清阳、化湿。炙甘草为使,既益气补脾,又调和诸药。

运用 1. 本方主治湿浊型肥胖。临床以实验室检查血脂升高,形体肥胖,身体重着,油脂分泌旺盛,口干饮少,舌红苔黄腻,脉滑为辨证要点。

2. 纳呆痞满者,可加山药、薏苡仁、山楂以健脾运化;心烦易怒者,可加竹叶、黄连、知母以清心除烦。

3. 本方常用于治疗肥胖病证属湿热或湿浊内停者。形体不胖但血脂升高者亦可用之。

三十八、罗氏益气止痛方

组成 黄芪 当归 制何首乌 乳香 没药 延胡索 白芍 百合 炙甘草

功用 益气活血，缓急止痛。

主治 气虚血瘀证。症见全身肌肉或关节疼痛，乏力少气，舌淡有瘀，脉沉细无力。

方解 本方以黄芪为君药，补中益气，以资气血化生之源，使气旺促血行，血行则瘀自通，是以扶正祛邪。当归补血和血，为活血行气之要药，行血中之气，使血各归其经，防止留而为瘀；制何首乌补益精血，长于滋阴养血；白芍为阴柔之品，具有养血柔肝、敛阴和营、缓中止痛的功效，与当归和制合用，可柔肝缓急止痛，补血而不滞血，和血而不伤血；百合可养阴润燥、生津补虚，亦可补中益气，散积蓄之邪；四者合用，活血养血、和血通络、滋阴，以治久病之伤津耗气、营卫不和，共为臣药。乳香、没药活血止痛，善治血气之痛，二者相须为用，并配延胡索以活血散瘀、利气止痛，三者合用，共为佐药，可引药入经、活血镇痛。炙甘草缓急止痛，调和诸药，为使药。诸药合用，能补中益气，活血而不耗血，祛瘀散邪，缓急止痛。

运用 1. 本方主治气虚血瘀证。临床以身体疼痛，痛处固定，倦怠乏力，全身消瘦，面色晦暗，舌质淡，有瘀点、瘀斑，苔薄白，脉沉细无力为辨证要点。

2. 对于恶性肿瘤的疼痛，可加白花蛇舌草、半枝莲、露蜂房、仙鹤草等以解毒祛瘀；纳呆乏力甚者，可加党参、茯苓、炒麦芽等以益气健脾助运；低热者，可加青蒿、银柴胡等以养阴清热；短气汗多者，可加红参、麦冬、五味子以益气养阴。

3. 本方常用于治疗肿瘤疼痛证属气虚血瘀者。

中篇

罗氏病案选辑

一、咳嗽

案一

许某桂，男，49岁。

初诊： 2019年1月4日。

主诉： 咳嗽、咳痰2周。

现病史： 患者2周前受凉后出现咳嗽，咳痰，头晕乏力，无恶寒发热、鼻塞流涕，未系统诊治。

刻下见： 咳嗽，咳痰，头晕乏力，无恶寒发热、鼻塞流涕，纳眠一般，二便调，舌淡红，苔白，脉浮紧。

体征及辅助检查： 双肺呼吸音粗，未闻及明显干湿啰音。

既往史： 既往史不详。

中医诊断： 咳嗽（风寒犯肺证）。

西医诊断： 上呼吸道感染。

辨病辨证分析： 患者以咳嗽、咳痰为主要表现，中医辨病属"咳嗽"范畴。患者外感风寒，起病急，病程短；风寒之邪外束肌表，内袭于肺，肺卫失宣，肺气郁闭，不得宣通，故见咳嗽；寒邪郁肺，气不布津，凝聚成痰，故咳痰；舌淡红，苔白，脉浮紧皆为外感风寒之象，故辨证为风寒犯肺。

治法： 疏散风寒，宣肺止咳。

方药： 罗氏止咳方加减。

麻黄10g	黄芩15g	苍耳子10g
苦杏仁10g	厚朴（制）10g	浙贝母10g
桔梗10g	陈皮10g	荆芥穗10g
桂枝10g	牛蒡子10g	炙甘草5g

共4剂，日1剂，水煎400ml，分早晚两次温服。

医嘱：慎起居，避风寒，清淡饮食。

二诊：2019年1月11日。

主诉：咽痛1周余。

刻下见：晨起咽痛，咽部有痰，咳吐不爽，口干，无恶寒发热、鼻塞流涕，纳眠可，二便调，舌红，见裂纹，苔白，脉弦细。

体征及辅助检查：双侧扁桃体轻度红肿、充血；双肺呼吸音稍粗，未闻及明显干湿啰音。

中医诊断：咽痛（风热伤津证）。

西医诊断：咽炎。

辨病辨证分析：患者咽痛，咽部不适1周余，中医辨病属"咽痛"范畴。风为六淫之首，夹热侵袭人体，风热犯肺，肺热伤津，则见口干、喉燥、咽痛；肺热内郁，蒸液成痰，痰黏而稠，咳吐不爽；舌红，见裂纹，苔白，脉弦细为热盛津伤的表现。四诊合参，辨证为风热伤津。

治法：疏风清热，化痰生津。

方药：罗氏止咳方加减。

连翘20g	玄参15g	黄芩15g
金银花15g	桔梗10g	苍耳子（炒）10g
荆芥穗10g	陈皮10g	苦杏仁10g
浙贝母10g	牛蒡子10g	

共7剂，日1剂，水煎至400ml，分早晚两次温服。药后咳嗽、咽痛症状缓解。

医嘱：慎起居，避风寒，清淡饮食。

按：初诊为风寒，故用麻黄、桂枝、荆芥穗；二诊风寒化热，为风热津伤，则用金银花、连翘、玄参；风邪上受，治宜从肺，寒热有别也。

（谢丽芬　罗仁）

案二

陶某兰，女，57岁。

初诊： 2019年7月22日。

主诉： 咳嗽、气促半天。

刻下见： 气促，咳嗽，咳痰，痰多色黄，舌边红，苔腻，脉浮。

既往史： 既往膜性肾病病史。

体征及辅助检查： 外院查尿常规示尿蛋白+++，尿潜血++。2018年9月14日外院病理活检：光镜检查肾小球基底膜弥漫性增厚，钉突形成；尿常规示尿蛋白+++，尿红细胞+。2019年3月5日外院尿常规示尿蛋白+++。双下肢无水肿。

中医诊断： 咳嗽（风热证）。

西医诊断： ①咳嗽；②膜性肾病。

辨病辨证分析： 患者女性，咳嗽、气促半天，中医辨病属"咳嗽"范畴。患者素体虚弱，感受外邪，肺气上逆则咳嗽、气促、痰多；舌边红，苔腻，脉浮为外感风热之征象。

治法： 清热宣肺，化痰止咳。

方药： 罗氏止咳方加减。

浙贝母10g	桔梗10g	桑叶20g
荆芥穗10g	黄芩15g	姜厚朴10g
陈皮10g	牛蒡子10g	苦杏仁10g
荷叶10g	益母草30g	连翘15g
柴胡10g		

共7剂，日1剂，水煎服。

医嘱： 门诊随访。

按： 本案患者有膜性肾病，病久正气不足，此为本，又感受外邪，邪气犯肺，肺气上逆则见咳嗽、气促、痰多，应先治标，而后治本。

（翁广健　罗仁）

案三

郑某叶，女，26岁。

初诊： 2019年8月12日。

主诉： 咳嗽8天。

刻下见： 孕33周，咳嗽8天，痰黄，口干，舌红，脉滑数。

体征及辅助检查： 符合孕周表现，无其他特殊表现。

中医诊断： 咳嗽（痰热郁肺证）。

西医诊断： 咳嗽。

辨病辨证分析： 患者以咳嗽不适为主要表现，中医辨病属"咳嗽"范畴。患者孕33周，因感受外邪，内合于肺，痰湿蕴热，致肺失清肃，肺气上逆，故表现为咳嗽、咳痰；痰热内扰，肺失通调，则口干；舌红，脉滑数皆为痰热内蕴之征象。

治法： 清热祛痰，宣肺止咳。

方药： 罗氏止咳方加减。

浙贝母10g	桔梗10g	桑叶20g
炙甘草5g	荆芥穗10g	连翘15g
法半夏10g	黄芩10g	陈皮10g
百合10g	苦杏仁10g	

共3剂，日1剂，水煎服。

医嘱： 门诊随访。

疾病证候转归： 服药3剂后咳嗽好转。

按： 本案妊娠见咳嗽，痰黄，口干，舌红，脉滑数，为痰热郁肺，当用轻宣之剂。宣肺（桑叶、桔梗、苦杏仁）、清热（黄芩、连翘）、化痰（浙贝母、法半夏）治之，常有良效。

（翁广健 罗仁）

二、不寐

案一

殷某，女，44岁。

初诊： 2019年8月8日。

主诉： 睡眠不佳1年余。

现病史： 患者近1年入睡困难，夜间易醒，情绪烦躁。

刻下见： 入睡困难，夜间易醒，胃纳一般，烦躁，大便干结，小便黄，舌质红，少苔，脉弦细。

体征及辅助检查： 心、肺、腹查体未见明显异常。

既往史： 无特殊。

中医诊断： 不寐（气阴两虚、心火偏亢证）。

西医诊断： 睡眠障碍。

辨病辨证分析： 患者以入睡困难、夜间易醒为主症，中医辨病属于"不寐"范畴。患者为中年女性，平素性情急躁，五志过极，郁而化火，邪火扰动心神，心神不安而不寐。邪火内盛，阴液不足，则见大便干结、小便黄。津液不能上承，则舌红少苔。四诊合参，辨证为气阴两虚、心火偏亢。

治法： 清热降火，养心安神。

方药： 小生六汤加减。

山药30g	党参30g	麦冬15g
五味子10g	熟地黄20g	柴胡15g
黄芩15g	酒萸萸20g	牡丹皮15g
制何首乌15g	知母10g	淡竹叶20g

共7剂，日1剂，水煎至400ml，早晚分服。

医嘱： ①避风寒，慎起居，调饮食，畅情志；②适量运动；③按时服药，门诊随访。

按：心烦不寐、大便干结，小生六汤加知母、制何首乌、淡竹叶以清热通腑除烦。

（韩双双　罗仁）

案二

易某，女，25岁。

初诊： 2019年8月12日。

主诉： 夜卧多梦，疲劳、乏力4年。

现病史： 患者4年前开始出现疲劳乏力，夜卧多梦，睡眠差，怕热，易出汗，口干，月经多提前而至，大小便正常，偶有便秘，食欲一般。

刻下见： 疲劳乏力，夜卧多梦，怕热，易出汗，口干，月经多提前而至，大小便正常，偶有便秘，食欲一般，舌红，脉弦细。

体征及辅助检查： 心、肺、腹查体无异常。

既往史： 既往史不详。

中医诊断： 不寐（气阴两虚证）。

西医诊断： 睡眠障碍。

辨病辨证分析： 患者以疲劳、乏力、失眠为主要表现，中医辨病属"不寐"范畴。"虚者血气不足也，久则肌肤脏腑亦渐消损，故曰虚损。劳者久为病苦，不得安息，如劳苦不息者然。"患者起居失常，导致形气损伤，引起脏腑不荣，气血亏虚，阴虚火旺，扰乱心神，则见夜卧多梦、怕热、口干；卫外不固，则汗易出；舌红，脉弦细，四诊合参，辨证为气阴两虚。

治法： 益气养阴，清热安神。

方药： 小生六汤加减。

山药30g	党参30g	炙甘草5g
麦冬15g	酒萸肉20g	醋五味子10g
北柴胡15g	黄芩15g	牡丹皮15g
熟地黄20g	地骨皮30g	百合30g

| 酸枣仁30g | 益母草30g | 制何首乌30g |

共7剂，日1剂，水煎取400ml，分早晚两次温服。

医嘱： ①避免劳逸太过，注意休息调养；②清淡饮食，少食肥甘辛辣；③适当运动，增强体质。

按： 女性见烦热失眠，益母草、酸枣仁、百合主之。

（谢丽芬　罗仁）

案三

杨某海，男，56岁。

初诊： 2019年1月18日。

主诉： 失眠10余年。

现病史： 失眠10余年，难以入睡，睡后易醒，未服药治疗。

刻下见： 睡眠差，难入睡，23时至凌晨3时无法入眠，胃纳可，大小便正常，舌尖红，边有齿印，脉细。

体征及辅助检查： 患者神清，精神可，有黑眼圈；心脏听诊未见明显异常。

既往史： 无。

中医诊断： 不寐（心火亢盛证）。

西医诊断： 睡眠障碍。

辨病辨证分析： 患者为中年男性，长期无法入睡，中医辨病属"不寐"范畴。《医效秘传·不得眠》对病后失眠病机进行了分析："夜以阴为主，阴气盛则目闭而安卧，若阴虚为阳所胜，则终夜烦扰而不眠也。心藏神，大汗后则阳气虚，故不眠。心主血，大下后则阴气弱，故不眠，热病邪热盛，神不清，故不眠。新瘥后，阴气未复，故不眠。若汗出鼻干而不得眠者，又为邪入表也。"心火内炽则心中烦热，心主神明，火热扰心则失眠，心开窍于舌，舌为心之苗，火热循经上炎，则舌尖红。四诊合参，可辨为心火亢盛证。

治法： 清心安神。

方药： 酸枣仁汤加减。

酸枣仁30g	黄连5g	百合30g
知母10g	党参30g	浮小麦30g
麦冬15g	丹参15g	五味子10g

共7剂，日1剂，水煎400ml，分早晚两次服。

酸枣仁养心安神，浮小麦补心除热，百合清心宁神，黄连、知母清热，党参益气生津，麦冬益气养阴，加以五味子酸敛，丹参清热活血，诸药共奏清热宁心之功。

医嘱： 睡前泡脚；睡前可听音乐舒缓心情；不宜紧张激动；门诊随诊。

二诊： 2019年3月1日。

主诉： 失眠10余年。

刻下见： 眠差，难以入睡，胃脘胀痛，饭后加重，无口干口苦，大便尚可，小便正常，舌质红，苔白，脉弦细。

体征及辅助检查： 患者神清，精神可，有黑眼圈；心脏听诊未见明显异常。

中医诊断： 不寐（肝胃不和证）。

西医诊断： 睡眠障碍。

辨病辨证分析： 患者中年男性，长期无法入睡，中医辨病属"不寐"范畴。胃不和则卧不安，肝气犯胃则胃脘胀痛，在肝常为脉弦。四诊合参，可辨为肝胃不和证。

治法： 疏肝理脾，和胃安神。

方药： 小柴胡汤合四逆散加减。

陈皮10g	百合30g	酸枣仁30g
浮小麦30g	法半夏9g	柴胡15g
黄芩15g	党参30g	白术15g
白芍15g	厚朴10g	茯苓15g
连翘15g	枳实15g	炙甘草5g

共7剂，日1剂，水煎400ml，分早晚两次服。

柴胡味苦微寒，散半表半里之邪，既疏肝解郁，又调畅气机，为君药。白芍酸苦微寒，能收能补，能滋阴和营、柔肝缓急，善治腹痛，与柴胡配合，一散一收，疏肝和营，为臣药。枳实泻脾气之壅滞，调中焦之运化，与柴胡同用，一升一降，可加强疏肝理气之功，为佐药。炙甘草调和诸药，与芍药合用，又可缓急止痛，为使药。继续予酸枣仁、浮小麦、百合、茯苓等养心，黄芩、连翘清心热，法半夏引阳入阴而和胃。此方既疏肝理脾，又和胃安神，标本同治。

医嘱：①睡前泡脚；②睡前可听音乐舒缓心情；③忌紧张激动；④门诊随诊。

疾病证候转归：初诊症状未见明显改善，仍守小柴胡汤合四逆散加减，药后睡眠情况明显好转，提示中医治疗需要一定疗程，缓求功效。

按：心烦失眠，酸枣仁汤主之；继用四逆散以疏肝和胃，安神定志。

（徐良沃　罗仁）

三、汗证

案一

王某，男，57岁。

初诊： 2019年8月12日。

主诉： 汗多1个月。

现病史： 患者1个月前全身汗出较多，以头部出汗为重，劳累后加重。

刻下见： 体重下降，头晕心悸，口干，大便调，舌红，苔黄，脉细。

体征及辅助检查： 无。

既往史： 慢性胃炎病史。

中医诊断： 汗证（气阴两虚证）。

西医诊断： 多汗症。

辨病辨证分析： 患者以汗多1个月为主诉，中医辨病属"汗证"范畴。患者为老年男性，既往有慢性胃炎病史，病程日久，脾胃气虚，无力升清和运化水谷，故出现体重下降、头晕心悸的表现；气虚无力固涩水液，则汗出不止，劳累后加重；阴虚阳亢，阳亢则易出现口干、舌红、苔黄等热症；患者素体亏虚，故脉细。四诊合参，辨证为气阴两虚。

治法： 健脾益气，养阴清热。

方药： 小生六汤加荷叶、浮小麦。

山药30g	党参30g	麦冬15g
法半夏10g	醋五味子10g	酒茱萸20g
北柴胡15g	黄芩15g	牡丹皮15g
熟地黄20g	浮小麦30g	荷叶10g
炙甘草5g		

共7剂，日1剂，煎至200ml，水煎两次合并，早晚分服。

医嘱： 门诊随访。

按： 暑月多汗，以小生六汤主之，加荷叶、浮小麦以清暑止汗。

（王姝婉　罗仁）

案二

唐某，男，26岁。

初诊： 2019年8月12日。

主诉： 怕热、多汗1年。

现病史： 长期怕热，多汗，以头为主。

刻下见： 睡眠欠佳，大便正常，胃口一般，舌淡红，苔白，脉弦细。

体征及辅助检查： 无。

既往史： 无。

中医诊断： 汗证（气阴两虚证）。

西医诊断： 多汗症。

辨病辨证分析： 患者以怕热、多汗1年为主症，中医辨病属"汗证"范畴。患者气虚无力固表，腠理大开，故多汗；阴虚则阳亢，虚热上扰心神，则睡眠欠佳，伴怕热等症。四诊合参，辨证为气阴两虚。

治法： 补气养阴清热。

方药： 小生六汤加减。

山药30g	党参30g	麦冬15g
炙甘草5g	醋五味子10g	酒萸萸20g
北柴胡15g	黄芩15g	牡丹皮15g
熟地黄20g	知母10g	地骨皮20g
浮小麦20g		

共7剂，日1剂，煎至200ml，水煎两次合并，早晚分服。

医嘱：门诊随访。

按：怕热多汗，予知母、地骨皮、浮小麦以清泄郁热而止汗。

（王姝婉　罗仁）

四、血证

案一

王某，女，28岁。

初诊： 2018年10月12日。

主诉： 双下肢紫斑1年余。

现病史： 患者1年余前无明显诱因下出现双下肢紫斑。外院查尿常规示尿蛋白+++、尿红细胞++；肾组织病理提示局部局灶增生性肾小球肾炎（未见报告）。曾予甲泼尼龙片口服（具体不详）。2018年2月始口服甲泼尼龙片（每次4mg，每日1次）至今，2018年3月至今多次复查尿常规示尿蛋白阴性，无双下肢浮肿及尿中泡沫增多等情况。

刻下见： 患者神清，精神可，面色红，双下肢陈旧性紫癜，双下肢无浮肿，无明显泡沫尿，大便时干时稀，纳眠可，舌质红，苔薄，脉弦细。

体征及辅助检查： 双下肢见陈旧性紫癜，颜面、眼睑无浮肿，双下肢无浮肿。2018年10月12日我院尿常规示尿蛋白-、尿红细胞+。

既往史： 既往史无特殊。

中医诊断： 血证（血热证）。

西医诊断： 肾型过敏性紫癜。

辨病辨证分析： 患者主诉为下肢紫斑1年余，中医辨病属"血证"范畴。患者为青年女性，先天禀赋不足，肾阴亏虚，虚火妄动，邪热内扰，伤及脉络，故见肌衄、血尿；舌质红，苔薄，脉弦细为火旺而阴液不足之象，辨证为血热证。

治法： 清热凉血，滋肾填精。

方药： 肾病Ⅱ号方加味。

熟地黄 20g	山茱萸 20g	大蓟 20g
制何首乌 20g	山药 30g	煅牡蛎 30g
白茅根 30g	侧柏叶 15g	淡竹叶 10g
炙甘草 5g		

共 30 剂，日 1 剂，水煎 400ml，分早晚两次温服。

方中熟地黄、山药、山茱萸具有滋肾填精、养阴止血的功效；白茅根、侧柏叶、煅牡蛎、大蓟、淡竹叶清热凉血止血；制何首乌益精血、化浊降脂；炙甘草调和诸药。

医嘱：①坚持中西医结合治疗，遵医嘱服用甲泼尼龙片（每次 4mg，每日 1 次），不可随意停药、加减药量；②远离致敏原，多饮水，预防感染，预防过劳。

二诊：2018 年 11 月 15 日。

主诉：下肢紫癜 1 年余。

刻下见：患者神清，精神一般，病情稳定好转，口唇干燥，多饮，小便色黄，大便正常，舌质红，少苔，脉弦。

体征及辅助检查：全身无紫斑，颜面、眼睑、双下肢无浮肿。2018 年 11 月 16 日我院尿常规示尿蛋白 ±、尿红细胞 ±。

中医诊断：血证（气阴两虚证）。

西医诊断：肾型过敏性紫癜。

辨病辨证分析：辨病同前。患者见口唇干燥，多饮，舌质红，少苔，脉弦，呈现火旺而阴液不足之象，辨证为气阴两虚，虚热内扰。

治法：清热凉血，滋肾填精。

方药：守前方，加地骨皮 30g，以加强清虚火、凉血止血之功。

疾病证候转归：患者口唇干燥、多饮、小便色黄为阴虚，虚火上炎，病机为气阴两虚，虚热内扰证，故用地骨皮清虚热。

三诊：2019 年 1 月 4 日。

主诉：下肢紫斑 1 年余。

刻下见：口干，眠差，大便稀溏，舌质红，苔薄黄，脉沉弦。现服用泼尼松（每次 5mg，隔日 1 次）维持治疗。

体征及辅助检查：颜面、眼睑、双下肢无浮肿。

中医诊断：血证（气阴两虚证）。

西医诊断：肾型过敏性紫癜。

辨病辨证分析：辨病同前。口唇干燥，多饮，舌质红，少苔，脉弦为火旺而阴液不足之象，脾气虚则见便溏。

治法：益气养阴，补益脾肾。

方药：小生六汤加减。

党参30g	山药30g	益母草30g
熟地黄20g	山茱萸20g	侧柏叶20g
黄芩15g	麦冬15g	牡丹皮15g
柴胡15g	五味子10g	荷叶10g
炙甘草5g		

共14剂，日1剂，水煎400ml，分早晚两次温服。

方中党参补益脾肺、益气生津，熟地黄滋阴益肾、填精益髓，柴胡疏肝解郁，三者合用，共奏补肾调肝、益气养阴之效，为君药。山药气阴双补、平补三焦，山茱萸补益肝肾、收敛固涩，与熟地黄相伍，为"三补"之意。麦冬养阴清热，五味子酸温敛阴，二者与党参合用为"生脉散"之意，可益气生津，为臣药。佐以牡丹皮、黄芩清热凉血燥湿，清除郁热、虚热，黄芩、柴胡、党参又有"小柴胡"之意。益母草活血祛瘀、凉血解毒，侧柏叶凉血止血，荷叶生发元气、涩精浊。炙甘草益气补脾，调和诸药。

疾病证候转归：患者口干，眠差，大便稀溏，无明显紫癜，仍有血尿，为阴虚之候，故重在补虚。

四诊：2019年3月1日。

刻下见：病情稳定，精神可，大便正常，舌尖红，脉缓。

体征及辅助检查：2019年3月1日复查尿常规未见明显异常。

方药：中药守上方，去侧柏叶，共7剂，日1剂，水煎400ml，分早晚两次温服。

按：本案为过敏性紫癜，病邪由表入里，血热妄行，致肾脏受损，表现为血尿，病理表现为局灶性肾小球肾炎，先以肾病Ⅱ号方清热凉血、滋阴解毒，继用小生六汤巩固。

（谢丽芬　罗仁）

案二

郑某飞，男，29岁。

初诊： 2019年5月16日。

主诉： 发现尿红细胞阳性半年余。

刻下见： 精神一般，心悸，睡眠不佳，胃纳可，大便正常，舌红少苔，脉弦细。

体征及辅助检查： 2019年5月16日尿常规示尿红细胞++。

中医诊断： 血尿（阴虚火旺证）。

西医诊断： 慢性肾炎综合征。

辨病辨证分析： 本病由肾阴虚损、阴虚火旺所致。肾阴亏虚，虚火内扰，灼伤血络，精微失于固护，则尿中出现红细胞、蛋白质；虚火上扰心神，则心悸不安、睡眠不佳；下扰足膝，则疲惫无力；舌红少苔，脉弦细，皆为阴虚火旺之象。

治法： 滋阴降火。

方药： 肾病Ⅱ号方加减。

煅牡蛎30g	白茅根20g	山药30g
炙甘草5g	酒萸黄20g	大蓟20g
熟地黄20g	荷叶10g	侧柏叶10g
墨旱莲15g	北柴胡15g	黄芩10g
苦杏仁10g		

共7剂，日1剂，水煎服。

医嘱： ①门诊随访；②定期复查尿常规。

二诊： 2019年6月5日。

刻下见： 精神一般，心悸，纳眠可，大便正常，舌红，脉弦。

体征及辅助检查： 2019年6月6日尿常规示尿红细胞+，尿蛋白-。

诊断、治法： 同前。

方药： 肾病Ⅱ号方加减。

煅牡蛎30g	白茅根20g	山药30g
炙甘草5g	酒萸萸20g	大蓟20g
熟地黄20g	荷叶10g	侧柏叶10g
墨旱莲15g	益母草30g	荆芥穗10g
苦杏仁10g		

共7剂，日1剂，水煎服。

医嘱： 门诊随访。

三诊： 2019年6月13日。

刻下见： 精神一般，心悸，纳眠可，大便正常，舌红，脉弦。

体征及辅助检查： 2019年6月13日尿常规示尿红细胞+、尿蛋白+。

诊断、治法： 同前。

方药： 肾病Ⅰ号方加减。

鱼腥草30g	益母草30g	党参30g
丹参15g	炙甘草5g	北柴胡15g
黄芩15g	熟地黄20g	侧柏叶10g
墨旱莲15g	苦杏仁10g	

共7剂，日1剂，水煎服。

四诊： 2019年6月27日。

刻下见： 精神一般，纳眠可，大便正常，舌红，脉弦。

体征及辅助检查： 2019年6月27日尿常规提示尿红细胞++。

诊断、治法： 同前。

方药： 小生六汤加减。

山药30g	党参30g	炙甘草5g
麦冬15g	酒萸萸20g	醋五味子10g
北柴胡15g	黄芩15g	牡丹皮15g
熟地黄20g	桑白皮10g	侧柏叶10g

共7剂，日1剂，水煎服。

按：本案为血尿，舌红、少苔、脉弦细为阴虚火旺、损伤肾络所致，先用肾病Ⅰ号方、Ⅱ号方滋阴养肾降火，后用小生六汤固本调理。

（翁广健　罗仁）

案三

刘某珠，女，27岁。

初诊：2021年10月29日。

主诉：体检发现尿红细胞阳性6年余。

现病史：患者6年余前体检发现尿红细胞阳性，偶有腰酸，神清，精神可，纳可，寐差，大便不爽，小便余沥不尽。

刻下见：困倦，乏力，口干，睡眠不佳，大便不爽，小便余沥不尽，舌红，苔薄黄，脉细。

辅助检查：2021年9月11日、2021年10月8日尿常规示尿红细胞+。

既往史：无特殊。

过敏史：淡水虾、罗非鱼、牛肉过敏。

中医诊断：尿血（气阴两虚证）

西医诊断：慢性肾脏病1期。

辨病辨证分析：患者为青年女性，以尿潜血为主要表现，中医辨病属"尿血"范畴。尿血是指小便中混有血液或夹有血丝，排尿时无疼痛的一种临床表现。主要病机是热伤脉络或脾肾不固，血入水道而成尿血。尿血应与血淋相鉴别，其鉴别的要点是有无尿痛。如《丹溪心法》所说："痛者谓之淋，不痛者谓之溺血"。患者久病体虚，则见困倦、乏力、小便余沥不尽等气虚症状；气虚不能荣养心神，则寐差；久病伤阴，则见口干；阴虚火旺，迫血妄行则致尿血；舌红，苔薄黄，脉细，四诊合参，辨为阴虚火旺证。

治法：益气滋阴，清热止血。

方药：玉屏风散合六味地黄汤加减化裁。

黄芪30g	白术20g	山药30g
山茱萸20g	墨旱莲20g	侧柏叶30g
荷叶10g	炙甘草5g	葶苈子15g

共7剂，日1剂，水煎400ml，分早晚两次服。

方中黄芪、白术补气健脾，益气摄血；山药养阴生津，又能固涩；山茱萸补肝肾，收敛固涩；墨旱莲、侧柏叶、荷叶凉血止血；葶苈子利水；炙甘草调和诸药。

医嘱：①忌食辛辣食物；②门诊随诊。

二诊：2021年11月12日。

病史：同前。

刻下见：偶有腰酸，困倦，乏力，脱发，尿频，寐差，大便干，舌红，苔薄白，脉细。

辅助检查：2021年11月9日尿常规示尿红细胞±。

诊断、治法：同前。

方药：

黄芪30g	白术20g	山药30g
山茱萸20g	墨旱莲20g	侧柏叶30g
荷叶10g	炙甘草5g	制何首乌30g
酸枣仁30g	金樱子30g	益母草30g
白及10g		

共7剂，日1剂，水煎400ml，分早晚两次服。

在前方基础上加制何首乌润肠通便，酸枣仁养心安神，金樱子缩尿，益母草活血化瘀，白及收敛止血。

医嘱：①忌食辛辣食物；②门诊随诊。

疾病证候转归：尿潜血好转。

三诊：2021年12月3日。

病史：同前。

刻下见：时腰酸乏力，咳嗽咳痰，痰黄黏稠，口干，寐差，大便干，夜尿频，舌质红，脉细。

辅助检查： 2021年12月3日尿常规示尿潜血 ±，尿蛋白 −。

诊断、治法： 同前。

方药：

黄芪30g	白术20g	山药30g
山茱萸20g	墨旱莲20g	荷叶30g
连翘15g	炙甘草5g	制何首乌30g
酸枣仁30g	金樱子30g	益母草30g
侧柏叶30g	百合30g	知母10g
浙贝母15g		

共7剂，日1剂，水煎400ml，分早晚两次服。

在前方基础上去白及，加连翘疏散风热，百合养阴清心，知母清热泻火、滋阴润燥，浙贝母清热化痰。

医嘱： ①忌食辛辣食物；②门诊随诊。

疾病证候转归： 病情稳定好转，继续巩固治疗。

四诊： 2021年12月24日。

病史： 同前。

刻下见： 疲倦乏力，无明显腰酸，咳嗽咳痰较前减少，睡眠尚可，大便正常，夜尿频较前改善，舌质红，苔薄黄，脉沉细。

辅助检查： 2021年12月24日尿常规正常。

诊断、治法： 同前。

方药：

黄芪30g	白术20g	山药30g
山茱萸20g	墨旱莲20g	荷叶10g
炙甘草5g	制何首乌30g	酸枣仁30g
金樱子30g	益母草30g	侧柏叶30g
百合30g	知母10g	浙贝母15g

共7剂，日1剂，水煎400ml，分早晚两次服。

患者脉沉细，表证已除，前方的基础上去连翘。

医嘱：①忌食辛辣食物；②门诊随诊。

疾病证候转归：尿常规正常，无尿潜血，腰酸、睡眠、大小便情况好转。

按：尿血治疗当辨缓急、虚实。脾虚不摄血、肾虚不固血所致尿血的主要病因包括劳伤过度、饮食不节、久病迁延及年老体衰等。脾气不足，则气不摄血，血随气陷，治当补脾摄血；肾虚则封藏失职，血随尿出，治当补肾固涩。实热多由热邪所致，治当清热泻火；虚热则多由烦劳过度、耗伤阴精，或热邪耗阴、正虚邪恋所致，治当滋阴降火。此外还应酌情选用凉血止血、收敛止血或活血止血之品。

（李晓文　罗仁）

五、消渴

案一

李某存，男，52岁。

初诊： 2019年2月15日。

主诉： 发现血糖升高10余年。

现病史： 患者10余年前体检发现血糖升高，无口干多饮、多尿、消瘦，无头晕、视物模糊，无肢体麻木、疼痛、感觉减退等不适。外院诊断为"2型糖尿病"，患者未予重视，间断自服"消渴丸"，未监测血糖，多次在我院门诊就诊，空腹血糖最高为14mmol/L，予"消渴丸＋二甲双胍＋阿卡波糖"降糖，血糖控制欠佳，现予胰岛素控制血糖，自诉血糖控制可。

刻下见： 双下肢酸痛，双足底麻木，颈项僵硬，无视物模糊，纳眠可，大便正常，无多尿、夜尿，舌质红，苔腻，脉弦。

体征及辅助检查： 双下肢无浮肿，双足底感觉减退。2019年1月23日空腹血糖7.37mmol/L，尿微量白蛋白肌酐比42.83mg/mmol。

既往史： 平素身体健康，既往史无特殊。

中医诊断： 消渴（脾肾亏虚证）

西医诊断： ①糖尿病；②糖尿病肾病

辨病辨证分析： 患者消渴日久，气阴两虚，阴虚燥热，因虚致实，形成湿浊瘀血，又因湿、瘀等病理产物导致五脏受损，及肾而发为本病，致脾肾两虚。

治法： 益气养阴，健脾固肾

方药： 芪丹地黄汤加味

黄芪30g	生地黄30g	山药30g
海藻30g	制何首乌30g	益母草30g

| 山茱萸20g | 百合20g | 丹参15g |
| 石菖蒲15g | 枳壳15g | 知母10g |

共7剂，日1剂，水煎400ml，分早晚两次温服。

全方由生地黄、黄芪、山药、山茱萸等药物组成，药简力专，由芪丹地黄汤变化而来，共奏益气养阴活血之功，加用知母、百合增强养阴清热之效，石菖蒲温通开窍，枳壳行气，益母草活血利水，海藻散结利水，预防肾脏损害。

医嘱： 监测血糖，清淡饮食，遵医嘱服药。

二诊： 2019年2月22日。

病史： 同前。

刻下见： 双下肢酸痛较前减轻，病情稳定好转，颈项僵硬，无视物模糊，纳眠可，大便正常，无多尿、夜尿，舌红，脉弦。

体征及辅助检查： 双下肢无浮肿，双足底感觉减退。

诊断： 同前。

治法： 益气养阴，健脾补肾。

方药： 小生六汤加味。

黄芩15g	麦冬15g	牡丹皮15g
柴胡15g	白芍15g	党参30g
山药30g	葛根30g	益母草30g
熟地黄20g	山茱萸20g	五味子10g
桂枝10g	炙甘草5g	

共7剂，日1剂，水煎400ml，分早晚两次温服。

柴胡加桂枝汤和解少阳、解肌，缓解颈项僵硬；小生六汤益气养阴、补肾健脾、清热祛湿，使气虚得补则气化等功能恢复正常，阴液得充则滋润濡养之功得复。

疾病证候转归： 病情稳定好转。

医嘱： 监测血糖，清淡饮食，遵医嘱服药。

三诊： 2019年3月8日。

刻下见： 颈部不适较前改善，双下肢脚趾末端疼痛，无视物模糊，纳眠可，大便正常，尿中有泡沫，无多尿、夜尿，舌红，苔稍腻，脉弦滑。

诊断： 同前。

治法： 益气养阴，健脾固肾。

方药： 芪丹地黄汤加味。

黄芪30g	熟地黄30g	山药30g
海藻30g	制何首乌30g	益母草30g
山茱萸20g	桂枝10g	丹参15g
石菖蒲15g	白芍15g	知母10g
金樱子30g		

共7剂，日1剂，水煎400ml，分早晚两次温服。

疾病证候转归： 病情稳定好转。

医嘱： 监测血糖，清淡饮食，遵医嘱服药。

四诊： 2019年3月29日。

刻下见： 服药后病情稳定好转，颈椎及脚趾不适改善，无视物模糊，纳眠可，大便正常，尿中有泡沫，无多尿、夜尿，舌淡红，苔黄，脉弦滑。

诊断： 同前。

辨病辨证分析： 患者脾肾两虚，精微不化，藏泄失职，精微下泄，形成尿浊。

治法： 调和气血，涩精益气。

方药： 肾病Ⅲ号方加味。

海藻30g	黄芪30g	煅牡蛎30g
鱼腥草30g	制何首乌30g	苦杏仁30g
丹参20g	熟地黄20g	百合15g
葶苈子15g	桂枝10g	荆芥穗10g
荷叶10g	桃仁10g	

共7剂，日1剂，水煎400ml，分早晚两次温服。

患者病情稳定好转，因肾虚不涩精，予加强益气涩精。

医嘱： 监测血糖，清淡饮食，遵医嘱服药。

按： 患者糖尿病10余年，已出现糖尿病肾病、肾损害，故选用芪丹地黄汤；二诊时因糖尿病末梢神经病变，双足底感觉减退，故改为小生六汤加桂枝、葛根温通解肌；三诊时，为预防肾功能减退，改用肾病Ⅲ号方加减。此即所谓"上工治未病""已病防变"也。

（谢丽芬　罗仁）

案二

周某，男，77岁。

初诊：2018年11月30日。

主诉：口渴多饮、多食1年余。

现病史：患者1年前出现多饮、多食、口渴的症状，在当地医院经血糖监测，确诊为糖尿病，在家规律自服降糖药（具体不详），血糖控制不佳，今来我院门诊就诊。自发病以来，精神可，睡眠一般，无恶寒发热、咳嗽咳痰、胸闷心悸，大小便可，体重减轻2.5kg。

刻下见：耳鸣，眼花，腰酸，眠差，纳可，下肢不肿，舌质红，脉弦细。

辅助检查：2018年7月6日双侧颈动脉、椎动脉血管彩超示：①双侧颈动脉硬化并右侧颈总动脉斑块形成；②双侧椎动脉未见明显异常。泌尿系彩超示：①双肾、膀胱未见明显异常；②前列腺增大（大小约40mm×46mm×35mm）。肝胆胰脾彩超未见明显异常。2018年10月24日查血糖示糖化血红蛋白7.19%。

中医诊断：消渴病（气阴两虚证）。

西医诊断：糖尿病。

辨病辨证分析：消渴是以口干多饮、多食、多尿，或伴有体重减轻，甚至消瘦为主要临床表现的病证。消渴的基本病机为阴虚燥热，以阴虚为本，燥热为标。阴虚燥热互为因果，阴愈虚则燥热愈盛，燥热愈盛则阴愈虚。病理性质总体上属本虚标实，病变脏腑在肺、胃、肾，尤以肾为关键。治疗原则为养阴生津，清热润燥。

治法：益气养阴，健脾益胃。

方药：小生六汤加减。

黄芩15g	党参30g	熟地黄20g
麦冬15g	山药30g	牡丹皮15g
五味子10g	山茱萸20g	杜仲30g
柴胡15g	炙甘草5g	

共7剂，日1剂，水煎服，分早晚两次服用。

方中党参、麦冬、山药补脾益肺、生津益胃，黄芩、牡丹皮清热凉血，五味子、山茱萸收敛固涩，杜仲、熟地黄补阴滋肾，柴胡行气，炙甘草调和诸药。

二诊：2018年12月14日。

病史：同前。

刻下见：自觉手足冷感，精神可，睡眠可，小便清长，舌质红，有裂纹，脉弦细。

中医诊断：消渴病（阴阳两虚证）。

西医诊断：同前。

辨病辨证分析：患者阴损及阳，阴阳两虚，阳虚失于温煦，则自觉手足冷感、小便清长。

治法：补肾养阴，温阳固摄。

方药：小生六汤加减。

黄芩15g	党参30g	熟地黄20g
麦冬15g	山药30g	牡丹皮15g
五味子10g	山茱萸20g	杜仲30g
柴胡15g	酸枣仁30g	炙甘草5g
鹿角霜10g		

共7剂，日1剂，水煎服，分早晚两次服用。

三诊：2018年12月28日。

病史：同前。

刻下见：腰酸，夜尿多，怕冷，口干，纳眠可，二便调，舌质红，苔薄黄，脉沉细。

诊断：同前。

方药：小生六汤加减。

黄芩15g	党参30g	熟地黄20g
麦冬15g	山药30g	牡丹皮15g
五味子10g	山茱萸20g	柴胡15g
桂枝10g	金樱子30g	苦杏仁10g
炙甘草5g		

共7剂，日1剂，水煎服，分早晚两次服用。

四诊：2019年1月4日。

病史：同前。

刻下见：自觉服药后症状稳定，怕冷，睡眠可，舌质红，脉沉细。

诊断：同前。

方药：小生六汤加减。

黄芩15g	益母草30g	百合30g
党参30g	熟地黄20g	麦冬15g
山药30g	牡丹皮15g	五味子10g
山茱萸20g	炙甘草5g	金樱子30g
桂枝10g	苦杏仁10g	柴胡15g

共7剂，日1剂，水煎服，分早晚两次服用。

五诊：2019年1月18日。

病史：同前。

刻下见：无明显不适，舌质红，苔少，脉弦细。

辅助检查：2019年1月7日血常规示肌酐149μmol/L、尿酸443μmol/L、葡萄糖9.16μmol/L、总胆固醇6.28μmol/L、糖化血红蛋白6.85％。

诊断：同前。

方药：小生六汤加减。

黄芩30g	丹参15g	熟地黄30g
山药30g	山茱萸30g	知母10g
海藻30g	何首乌30g	石菖蒲15g

荷叶 10g　　　　　　　益母草 30g

共 7 剂，日 1 剂，水煎服，分早晚两次服用。

六诊： 2019 年 2 月 15 日。

病史： 同前。

刻下见： 自觉药后症状稳定，睡眠可，胰岛素注射部位出现硬结，伴皮肤瘙痒，舌质红，脉弦细。

辅助检查： 家中自测空腹血糖 5～8mmol/L，餐后 2h 血糖最高达 17mmol/L。

诊断： 同前。

方药： 小生六汤加减。

黄芩 30g	丹参 15g	熟地黄 30g
山药 30g	山茱萸 20g	知母 10g
海藻 30g	何首乌 30g	石菖蒲 15g
益母草 30g	地肤子 15g	白鲜皮 15g
红花 5g		

共 7 剂，日 1 剂，水煎服，分早晚两次服用。

七诊： 2019 年 6 月 14 日。

病史： 同前。

刻下见： 腹胀，胃脘不适，腰酸，眠可，大便正常，舌淡红，苔薄黄，脉弦细。

辅助检查： 2019 年 3 月 5 日查糖化血红蛋白为 6.94%。

诊断： 同前。

方药： 小生六汤加减。

黄芩 15g	党参 30g	熟地黄 20g
麦冬 15g	山药 30g	牡丹皮 15g
五味子 10g	山茱萸 20g	炙甘草 5g
酸枣仁 30g	杜仲 30g	柴胡 15g
枳壳 10g		

共 7 剂，日 1 剂，水煎服，分早晚两次服用。

八诊：2019年8月16日。

病史：同前。

刻下见：腰酸，大便稀，夜尿频，眠一般，易醒，舌质红，脉弦细。

诊断：同前。

方药：小生六汤加减。

黄芩15g	党参30g	熟地黄20g
麦冬15g	山药30g	牡丹皮15g
五味子10g	山茱萸20g	炙甘草5g
百合30g	酸枣仁30g	青蒿20g
柴胡15g		

共7剂，日1剂，水煎服，分早晚两次服用。

医嘱：①忌食糖类，规律定时定量饮食；②避风寒，畅情志，调饮食，慎起居；③定期监测血糖，不适随诊。

疾病预防调护：预防本病的关键在于合理的饮食和适当的运动。调护方面，在保证机体合理能量需要的情况下，应限制碳水化合物、油脂的摄入，忌食糖类，饮食宜以适量米、麦、杂粮为主，配合适量蔬菜、豆类、瘦肉、鸡蛋等，定时定量进餐。加强体育锻炼，保持合适的体重，预防肥胖及营养不良。运动量根据年龄及基础疾病而定，以中等强度运动及有氧运动（如快步走、慢跑、骑车、游泳等）为主。注意预防低血糖。调节情志，避免忧思郁怒，七情过极，郁结化火，伤阴耗津，则燥热更烈。

按：糖尿病以小生六汤为基本方进行调理，怕冷可加桂枝；尿酸高可加百合；肌酐高可加海藻、何首乌；血脂高可加荷叶；耳鸣可加菖蒲；失眠可加酸枣仁；随症加减。

（杨馨雨　罗仁）

案三

洪某，男，46岁。

初诊： 2019年8月19日。

主诉： 乏力、口干1年余。

现病史： 患者1年前运动后出现右膝疼痛，外院查右侧半月板损伤，遂入住外院骨科。住院查血糖高，完善相关检查后诊断为2型糖尿病，予口服二甲双胍片（每次0.5g，每日3次），出院后规律服用降糖药物。自诉从右膝受伤后，行走不便，时时担忧右膝不能好转，思虑过度，虽然服用药物后血糖控制可，但仍有乏力、口干，短距离行走即感无力，为求进一步治疗求诊于门诊。

刻下见： 神清，精神疲倦，思虑过度，自觉乏力，多汗，少言懒语，腹胀，腰痛，口干口苦，食欲可，睡眠差，大便烂，小便可，舌红，苔黄腻，脉沉无力。

体征及辅助检查： 右膝活动性差，余正常。

既往史： 既往有右侧半月板微创手术病史。

中医诊断： 消渴（肝郁脾虚，气阴两伤证）。

西医诊断： 2型糖尿病。

辨病辨证分析： 患者素体阴虚，加之思虑过度，饮食不节，损伤脾胃，损耗脾脏之阴血及津液，阴液亏虚则口干；脾胃亏虚，不能运化水湿，湿热内盛，则舌红、苔黄腻；脾胃亏虚，脾气散精无源，不能濡养机体，故精神疲倦、自觉乏力、少言懒语；肝气郁结，疏泄不利，脾失运化，则腹胀、大便烂。

治法： 健脾疏肝，益气养阴。

方药： 四逆散合四君子汤、痛泻要方加减。

党参30g	茯苓10g	白术20g
甘草6g	苍术10g	玉竹10g
石斛10g	防风10g	陈皮10g
白芍10g	柴胡12g	黄芩10g
山药10g		

医嘱： ①清淡饮食；②腹部按摩。

二诊： 2019年8月26日。

刻下见： 乏力有所改善，思虑过度有所改善，头痛头昏，多汗，无腹胀、腰痛，无口干口苦，睡眠差，大便烂，小便可，舌红，苔黄腻，脉沉滑数。

诊断： 同前。

方药： 四逆散、四君子汤合痛泻要方加减。

党参30g	茯苓10g	白术20g
防风10g	苍术20g	陈皮10g
白芍10g	柴胡12g	黄芩10g
天麻10g	葛根15g	黄芪30g

共7剂，日1剂，水煎服。

三诊： 2019年9月2日。

刻下见： 乏力明显改善，无少气懒言，无头痛头昏，思虑过度明显改善，眠差，腰痛，大便成形，小便可，舌红，苔黄腻，脉滑数而有力。

诊断： 同前。

方药： 小柴胡汤、四君子汤、玉屏风散加减。

柴胡12g	黄芩10g	党参10g
茯苓10g	白术20g	葛根15g
苍术20g	黄芪20g	防风10g
白芍10g	酸枣仁20g	夜交藤10g
甘草50g		

共7剂，日1剂，水煎服。

按： 患者为中年男性，心思细腻，工作压力较大，脾胃功能差，导致脾胃湿热重，发现糖尿病后思虑过度，进一步损伤脾胃功能，出现肝郁脾虚证，以脾气亏虚为主要表现，出现乏力、少气懒言、多汗，服用四君子汤调理脾胃功能；患者肝气郁结，出现大便不成形，此为典型的痛泻要方证型，用四逆散合痛泻要方加减，可共奏疏肝解郁、健脾益气之效。

（毕建璐　罗仁）

六、水肿

案一

李某安，女，52岁。

初诊： 2018年12月28日。

主诉： 下肢水肿1年余。

现病史： 患者1年余前检查时发现慢性肾炎，长期于外院治疗（具体不详），疗效欠佳。现患者下肢浮肿，夜尿多，腿抽筋，怕冷，头晕时作，无胸闷心悸、恶心呕吐等不适。

刻下见： 下肢浮肿，夜尿较多，时有下肢抽筋，怕冷，头晕时作，精神、体力一般，舌质淡红，有裂纹，脉弦。

体征及辅助检查： 心、肺、腹检查无异常。双下肢轻度浮肿。2018年12月25日尿常规示尿蛋白++、尿红细胞++。

既往史： 高血压病史10余年，长期服用苯磺酸氨氯地平片降压。血糖偏高，未口服降糖药。

中医诊断： 水肿病（脾肾亏虚证）。

西医诊断： 慢性肾炎。

辨病辨证分析： 患者以下肢浮肿为主症，中医辨病为水肿。患者病久伤及脾肾，脾肾两虚，脾失健运，肾失气化，故见下肢浮肿；脾主四肢，脾虚失养，故见下肢抽筋；阳虚失于温煦，故见怕冷；清阳不升，故见头晕时作。舌质淡红，有裂纹，脉弦，四诊合参，辨证为脾肾亏虚。

治法： 健脾补肾，利水消肿。

方药： 柴苓汤加减。

柴胡15g	黄芩15g	党参20g
桂枝10g	金樱子30g	荷叶10g
法半夏10g	白术10g	茯苓10g

泽泻10g　　　　　　　猪苓10g

共7剂，日1剂，水煎服。

医嘱：清淡饮食，情志舒畅，适当运动。

二诊：2019年1月4日。

刻下见：浮肿较前好转，口干，饮水多，怕冷，下肢抽筋，舌质淡红，有裂纹，脉弦。

体征及辅助检查：双下肢轻度浮肿。

中医诊断：水肿病（阴阳两虚证）。

西医诊断：慢性肾炎。

辨病辨证分析：患者伤及脾肾，脾失健运，肾失气化，原已阳虚，阳损及阴，阴虚失润，故见口干喜饮，辨证为阴阳两虚。

治法：滋阴温阳。

方药：柴苓汤加减。

柴胡15g　　　　　　　黄芩15g　　　　　　　党参20g

桂枝10g　　　　　　　益母草30g　　　　　　苦杏仁10g

法半夏10g　　　　　　白术10g　　　　　　　茯苓10g

泽泻10g　　　　　　　猪苓10g

共7剂，日1剂，水煎服。

医嘱：清淡饮食，情志舒畅，适当运动。

疾病证候转归：患者服药后症状缓解，本次就诊出现阴虚之症，考虑阳损及阴，故以滋阴温阳为法，在柴苓汤的基础上加入益母草以活血利水、苦杏仁以宣肺泄浊，可有效改善患者症状。

三诊：2019年1月11日。

刻下见：病情稳定好转，现感疲劳乏力，怕冷，口干多饮，眠可，二便正常，舌淡红，有裂纹，苔黄，脉细。

体征及辅助检查：双下肢浮肿消退。

中医诊断：虚劳（气阴两虚证）。

西医诊断：慢性肾炎。

辨病辨证分析：患者以疲劳、乏力为主症，中医辨病为虚劳；患者久病，耗气伤阴，气阴两虚，故见疲劳乏力；阴虚失润，故见口干多饮；气虚温煦较弱，故见怕冷。舌淡红，有裂纹，苔黄，脉细，四诊合参，辨证为阴阳两虚。

治法：益气养阴，温阳固肾

方药：小生六汤加减。

柴胡15g	黄芩15g	党参30g
熟地黄20g	麦冬15g	山药30g
牡丹皮15g	五味子10g	山萸萸20g
炙甘草5g	桂枝10g	白芍10g

共7剂，日1剂，水煎服。

医嘱：清淡饮食，情志舒畅，适当运动。

疾病证候转归：患者服药后症状明显改善，现以疲劳、乏力为主，考虑为久病耗伤气阴，故予小生六汤加桂枝、白芍。全方共奏益气养阴温阳之效，可有效改善症状。

按：本案为水肿患者，辨证为脾肾两虚，故先以柴苓汤加减健脾补肾，利水消肿；再以小生六汤益气养阴，温阳固肾，调理固本。

（彭伟航 罗仁）

案二

黄某文，男，71岁。

初诊：2019年8月21日。

主诉：双下肢水肿2年余。

现病史：患者2年余前无明显诱因出现双下肢水肿，无疼痛，大便正常，舌暗红，脉弦。

刻下见：患者神清，精神可，面色常色，双下肢水肿，无疼痛，大便正常，舌暗红，脉弦。

体征及辅助检查：2019年6月28日肾功四项示肌酐79.51μmol/L、尿酸 592.07μmol/L；电解质四项示钾 3.37mmol/L；蛋白胆红素七项示白蛋白 36.46g/L、总蛋白 57.59g/L、转铁蛋白 1.71g/L；尿液分析 + 尿沉渣分析示亚硝酸盐阴性、沉渣红细胞 20 个 /HPF、沉渣白细胞 20 个 /HPF。2019 年 7 月 24 日双肾、输尿管、膀胱、前列腺彩超检查示右肾囊性病变，前列腺略增大伴钙化灶，左肾未见明显异常。2019 年 7 月 22 日尿红细胞位相检查示红细胞数 42 500/ml。

既往史： 高血压病史 10 年，一直口服左旋氨氯地平治疗（具体不详），近半月服用坎地沙坦酯分散片（每次 4mg，每日 1 次）+ 盐酸乐卡地平片（每次 10mg，每日 1 次），未规律监测血压。

中医诊断： 水肿（湿浊内困证）。

西医诊断： ①慢性肾脏病；②高尿酸血症；③高血压病。

辨病辨证分析： 患者以双下肢水肿为主要表现，中医辨病属 "水肿" 范畴。患者久病正虚，致使脾肾阳气亏虚，无力气化水液，中阳不振，健运失司，以致下焦水湿泛滥，肾气虚衰，阳不化气，水湿下聚，故见双下肢水肿；脾肾亏虚，湿浊难以化解，故可见血尿酸明显升高；舌暗红，脉弦，表明有化热趋势。

治法： 清热祛湿解毒。

方药： 罗氏痛风汤加减。

百合 30g	黄柏 10g	薏苡仁 30g
苍术 10g	盐牛膝 30g	山药 30g
赤芍 10g	车前子 15g	白茅根 30g
炙甘草 5g	苦杏仁 10g	金钱草 30g
葶苈子 15g		

共 7 剂，每日 1 剂，水煎服。

医嘱： 门诊随访。

二诊： 2019 年 8 月 28 日。

刻下见： 患者神清，精神可，面色常色，双下肢水肿较前减轻，无疼痛，大便正常，舌暗红，脉弦细。

体征及辅助检查： 同前。

诊断、治法：同前。

方药：罗氏痛风汤加减。

百合30g　　　　　黄柏10g　　　　　薏苡仁30g

苍术10g　　　　　盐牛膝30g　　　　山药30g

赤芍10g　　　　　车前子15g　　　　白茅根30g

制何首乌30g　　　荷叶10g　　　　　昆布30g

煅牡蛎30g　　　　金钱草30g

共7剂，每日1剂，水煎服。

医嘱：门诊随访。

疾病证候转归：病情稳定好转，水肿减轻，血尿酸水平下降。

按：本案患者以水肿为主诉就诊，实验室检查提示血尿酸水平明显升高，诊断为高尿酸血症，属于湿浊内困，故用罗氏痛风汤加减治疗。方中百合、薏苡仁、白茅根、金钱草均可降尿酸，葶苈子宣肺清热，利水而治水肿。此乃辨病、辨证与对症治疗三结合也！

（翁广健　罗仁）

案三

梁某云，女，54岁。

初诊：2018年9月28日。

主诉：双下肢反复浮肿10余年。

现病史：患者10余年前无明显诱因出现双下肢浮肿，2016年3月曾于外院住院治疗，诊断为：①慢性肾小球肾炎；②慢性肾功能不全；③左肾多发结石。

刻下见：双下肢轻度浮肿，腰膝酸软，面色萎黄，头晕，眠差，怕热，无皮肤瘙痒，无恶心、呕吐，大便2日一行，舌淡红，边有齿印，脉弦细。

体征及辅助检查：双下肢轻度凹陷性水肿，心肺听诊未见异常。2017年8月25日查肾功能示肌酐300.9μmol/L、尿素氮 20mmol/L；血脂检查示胆固醇 7.97mmol/L、甘油三酯 9.99mmol/L、高密度脂蛋白胆固醇 0.86mmol/L。2018年8月7日尿常规示白蛋白++、尿白细胞+、尿红细胞+++。

既往史： 既往有痛风、肾结石病史。

中医诊断： 水肿（脾肾亏虚证）。

西医诊断： ①慢性肾功能不全；②左肾多发结石。

辨病辨证分析： 患者为中年女性，病程长，以反复双下肢浮肿为主要表现，中医辨病属"水肿"范畴。《医宗必读·水肿胀满》曰："水虽制于脾，实则统于肾，肾本水脏，而元阳寓焉。命门火衰，既不能自制阴寒，又不能温养脾土，则阴不以阳而精化为水，故水肿之证，多属火衰也。"久病耗气，多以脾肾不足、阴阳俱虚为主。脾肾虚弱，致下焦水邪泛滥，肾脏气化不利，气机失常，使水湿、瘀血、浊毒内蕴，故见身肿，腰以下尤甚，按之凹陷不起；脾虚气血生化乏源，不能上荣头面，故见面色萎黄、头晕；腰为肾之府，肾虚而水气内盛，故腰膝酸软。舌淡红，边有齿印，脉弦细为脾肾亏虚、水湿内聚之象，故辨证属脾肾亏虚。

治法： 补肾健脾，益气养血，泄浊解毒。

方药： 肾病Ⅲ号方加味。

海藻 30g	黄芪 30g	丹参 20g
熟地黄 20g	煅牡蛎 30g	鱼腥草 30g
荆芥穗 10g	荷叶 10g	百合 15g
葶苈子 15g	制何首乌 30g	金钱草 30g
白茅根 30g	当归 5g	

共7剂，日1剂，水煎400ml，分早晚两次温服。

方中海藻清热散结、利水退肿，重用为君。黄芪健脾补中、益卫固表；熟地黄补血滋阴，一则肾强脾健则水湿得化，二则气行则水行，水肿得治，二药为臣。煅牡蛎敛阴固涩，使蛋白质等精微物质不致流失；丹参活血凉血以祛瘀，鱼腥草清热解毒而通淋，二者合用祛体内之湿热瘀毒。荆芥穗祛风解表，合黄芪以增强益卫固表之功，合鱼腥草以加强解毒去浊之力。诸药为佐。加用当归活血养血，制何首乌益精血、化浊降脂，百合养阴清心、宁心安神，葶苈子泻肺气之壅闭而通调水道、利水消肿，白茅根与荷叶同用以清热利尿、凉血止血，金钱草利尿排石。诸药合用，共奏益气健脾、固肾利水、泄浊解毒之功。

医嘱： ①优质蛋白低脂饮食，禁食杨桃，避免食用肾毒性药物；②预防感冒；③定期复查肝功能、肾功能等；④门诊随诊。

二诊： 2018年10月12日。

刻下见： 病情好转，腰膝酸软，胃胀，咽部有痰，纳眠可，舌质淡，苔白，脉沉细。

体征及辅助检查： 双下肢轻度凹陷性水肿，心肺听诊未见异常。复查尿常规示尿蛋白+、尿红细胞+++；肾功能示肌酐235.6μmol/L；血常规示血红蛋白85g/L。

诊断、辨病辨证分析、治法： 同前。

方药： 肾病Ⅲ号方加味。

海藻30g	黄芪30g	丹参20g
熟地黄20g	煅牡蛎30g	鱼腥草30g
荆芥穗10g	荷叶10g	百合15g
葶苈子15g	制何首乌30g	金钱草30g
白茅根30g	当归5g	苦杏仁10g
陈皮15g	厚朴15g	

共14剂，日1剂，水煎400ml，分早晚两次温服。

疾病证候转归： 患者病情较前好转，相关指标下降，现胃胀、咽部有痰，在补肾健脾的基础上予陈皮、厚朴加强行气化痰之功。

按： 本案患者既有慢性肾炎，又有肾结石、痛风、肾功能不全，脾肾两虚，湿浊与结石内阻，属本虚标实，治以肾病Ⅲ号方。本方源于《伤寒论》牡蛎泽泻散，与当归补血汤加味而成，用于慢性肾衰竭患者，有延缓病程进展作用。方中黄芪、当归、熟地黄益气养血，健脾补肾；煅牡蛎、海藻散结利水；苦杏仁、葶苈子宣肺利水；荆芥穗、鱼腥草疏风解毒；厚朴、制何首乌、荷叶通腑降浊升清；百合、金钱草益肺、降尿酸；丹参、陈皮理气化瘀，标本同治。

（谢丽芬　罗仁）

案四

方某炫，男，14岁。

初诊： 2018年8月17日。

主诉： 颜面、下肢浮肿半年余。

现病史： 患者2017年12月无明显诱因下出现颜面、下肢浮肿，乏力，伴腹胀，小便少，无恶心呕吐、无腹泻，于外院查尿常规提示尿蛋白+++，收入院治疗（具体药物不详），治疗效果一般。现入院治疗，诊断为"肾病综合征"。

刻下见： 神清，精神尚可，下肢水肿，腹胀，怕冷，口干，胃纳可，眠可，大便溏，泡沫尿，尿量多，舌淡红，苔薄白，脉弦细。

体征及辅助检查： 双下肢水肿，无颜面浮肿。2018年8月4日我院生化检查示总蛋白37.3g/L、白蛋白21.0g/L、甘油三酯2.56mmol/L、总胆固醇10.07mmol/L。2018年8月10日我院尿常规示尿蛋白+++、尿红细胞+。2018年8月15日我院24h尿蛋白定量为3.81g。

既往史： 无特殊。

中医诊断： 水肿（脾肾亏虚证）。

西医诊断： 肾病综合征。

辨病辨证分析： 患者以颜面、下肢浮肿为主要表现，中医辨病属"水肿"范畴。久病正虚，致使脾肾阳气亏虚，无力气化水液。中阳不振，脾运失司，以致下焦水湿泛滥，肾气虚衰，阳不化气，水湿下聚，故见下肢水肿。肾与膀胱相表里，下元不固而多尿，故见小便量多；脾虚则气血生化乏源，阳不温煦，肾阳亏虚，命门火衰，故见怕冷；水湿内停，水液运行不畅，不能上行，故见口干；舌淡红，苔薄白，脉弦细均为虚证的表现，故辨证为脾肾亏虚。

治法： 健脾温肾，利水消肿。

方药： 小柴胡汤合五苓散加减。

小柴胡15g	党参20g	桂枝10g
益母草30g	黄芩15g	法半夏10g

白术 10g　　　　　　茯苓 10g　　　　　　苦杏仁 10g

猪苓 10g

共 7 剂，日 1 剂，水煎 400ml，分早晚两次温服。

小柴胡汤疏通三焦，理气和解；五苓散通阳化气，利水渗湿；相合又为《丹溪心法》的柴苓汤，有健脾利湿之效。加用益母草利尿消肿、活血祛瘀。全方合用，既能滋肾利水，又能理气健脾。

医嘱：①优质蛋白低脂饮食；②预防感冒，避免剧烈运动；③坚持中西医结合治疗，定期复查肝肾功、尿常规等；④门诊随诊。

二诊：2018 年 8 月 24 日。

刻下见：治疗后下肢水肿消退，神清，精神尚可，病情好转，面色白，怕冷，腹胀，舌淡红，苔白，脉细。

体征及辅助检查：颜面、双下肢无浮肿。2018 年 8 月 21 日复查尿常规示尿蛋白++、尿红细胞-。

诊断、辨病辨证分析：同前。

治法：温补脾肾，利水消肿。

方药：在原方的基础上加何首乌 30g 以润肠通便解毒，使湿浊毒邪从肠道排出；加泽泻 10g 以加强利水之功；加用荷叶 10g 以升发清阳。

三诊：2018 年 8 月 31 日。

刻下见：神清，精神佳，病情好转，颜面、双下肢无浮肿，无恶心呕吐，胃纳佳，小便量多，舌淡红，苔白，脉弦缓。

体征及辅助检查：颜面、双下肢无浮肿。2018 年 8 月 27 日我院 24 小时尿蛋白定量为 1.40g。2018 年 8 月 30 日复查尿常规示尿蛋白+、尿红细胞-。

诊断、治法：同前。

方药：守上方加煅牡蛎 30g 以固敛肾精，百合 30g 以滋阴润燥。

疾病证候转归：患者现无双下肢水肿，蛋白尿减轻，因久病阳损及阴，仍是阳虚表现。

四诊：2019 年 5 月 17 日。

患者无明显不适，现口服泼尼松 25mg 规律治疗，舌淡红，苔白，脉弦。尿常规未见明显异常。予小生六汤加减缓求功效。

方药： 小生六汤加减。

党参30g	山药30g	益母草30g
熟地黄20g	酒茱萸20g	黄芩15g
麦冬15g	牡丹皮15g	柴胡15g
醋五味子10g	桑叶10g	炙甘草5g

共7剂，日1剂，水煎服。

按： 本病为肾病综合征，见水肿、高蛋白尿，证属脾肾亏虚，方以柴苓汤（小柴胡和五苓散）获效，继以小生六汤巩固善后。

（谢丽芬　罗仁）

七、尿频

案一

洪某祥，男，41岁。

初诊： 2019年8月9日。

主诉： 尿频半月余。

现病史： 半月前无明显诱因出现尿频，伴性欲减退，无腰酸腿软、头晕头痛、胸闷心悸等不适。

刻下见： 尿频，性欲减退，无尿痛、发热、腰痛、腹痛，舌尖红，脉细。

体征及辅助检查： 心肺腹检查无异常。泌尿系统彩超提示前列腺增生、肾囊肿。血尿酸463mmol/L。

既往史： 无特殊。

中医诊断： 尿频（肾气阴两伤证）。

西医诊断： 前列腺增生。

辨病辨证分析： 患者房事不节，肾气亏虚，肾虚不固，故见尿频、性欲减退。舌尖红，脉细，四诊合参，辨证为肾气阴两伤。

治法： 益气养阴补肾。

方药： 小生六汤加减。

黄芩10g	柴胡12g	党参30g
枸杞子30g	荷叶10g	酸枣仁20g
百合30g	金樱子30g	甘草6g

共7剂，日1剂，水煎服。

医嘱： 清淡饮食，调畅情志，适当运动。

复诊： 2019年8月30日。

刻下见： 尿频、性欲减退等症状较前改善，眼花，自觉尿量减少，舌尖红，脉弦细。

诊断：同前。

辨病辨证分析：患者房事不节，肾气亏虚，肾虚不固致精少，故见眼花，辨证同前。

治法：益气养阴补肾。

方药：小生六汤加减。

黄芩10g	柴胡12g	党参30g
枸杞子30g	荷叶10g	酸枣仁20g
百合30g	甘草6g	菟丝子30g
桑叶10g	金樱子30g	

共7剂，日1剂，水煎服。

医嘱：清淡饮食，调畅情志，适当运动。

疾病证候转归：患者辨证为气阴两伤，予小生六汤加减，服药后症状改善；在前方基础上加入菟丝子、金樱子增强补肾固涩之效，加桑叶以明目。

按：肾藏精，主水，肾虚则尿频、性功能减退，故以小生六汤加味，加枸杞、酸枣仁、金樱子以固肾安神涩精。

（彭伟航　罗仁）

案二

麦某妮，女，31岁。

初诊：2018年9月21日。

主诉：产后尿频、尿急8月余。

现病史：患者于2018年1月产后出现尿频、尿急，症状反复，怕冷，腰膝酸冷，时有腹部隐痛，胃纳一般，睡眠一般，大便正常，舌质淡红，苔白，脉细。

体征及辅助检查：心肺腹检查无异常。

既往史：无特殊。

中医诊断：尿频（脾肾阳虚证）。

西医诊断：尿频。

辨病辨证分析：患者以产后小便频数为主症，中医辨病为尿频。患者素体不足，肾气虚弱，生产时耗气伤血，脾肾失于温养，肾气更虚，气虚不能制约水道，膀胱失约，而致小便频数；阳气亏虚，机体失于温煦，故见怕冷；肾阳不足，则腰肢酸冷；脾阳虚弱，运化无力，则见腹部隐痛。舌质淡红，苔白，脉细为脾肾亏虚之象。

治法：补益脾肾，温阳化气。

方药：小生六汤加减。

柴胡 15g	黄芩 15g	党参 30g
熟地黄 20g	麦冬 15g	山药 30g
牡丹皮 15g	五味子 10g	山茱萸 20g
炙甘草 5g	金樱子 30g	益智 30g
桂枝 10g	白芍 15g	

共 7 剂，日 1 剂，水煎早晚分服。

二诊：2018 年 9 月 28 日。

刻下见：仍有尿频、尿急，腹部隐痛改善，偶有胸闷，舌淡红，苔白，脉细。

体征及辅助检查：尿常规检查示尿液 pH 8.0。

诊断、辨病辨证分析：同前。

治法：补益脾肾，温阳化气。

方药：小生六汤加减。

柴胡 15g	黄芩 15g	党参 30g
熟地黄 20g	麦冬 15g	山药 30g
牡丹皮 15g	五味子 10g	山茱萸 20g
炙甘草 5g	金樱子 30g	益智 30g

共 7 剂，日 1 剂，水煎早晚分服。

疾病证候转归：方以温补脾肾为法，服药后患者腹部隐痛症状改善，故守前方，减桂枝、白芍。

按： 产后体虚，脾肾亏虚而见尿频，以小生六汤加金樱子、益智固肾缩尿而取效，并佐用桂枝通阳化气。

（韩双双　罗仁）

案三

张某亮，男，44岁。

初诊： 2019年1月4日。

主诉： 夜尿30余年。

刻下见： 腰酸，纳差，舌质淡暗，苔薄黄，脉弦细。

既往史： 既往有面部湿疹；左肾多发性结石，曾予手术治疗。

中医诊断： 尿频（肾虚证）。

西医诊断： ①尿频；②肾结石。

辨病辨证分析： 尿频的病位主要在膀胱与肾，并与肝脾有关，多以肾虚为本，膀胱湿热为标。尿频的基本病机为湿热蕴结下焦，肾与膀胱气化不利。患者夜尿30余年，伴腰酸，中医辨病为尿频。久淋不愈，耗伤正气，肾元下虚不固，气化统摄失职，导致本病，辨证为肾虚证。

治法： 培元固本，温补肾阳。

方药： 小生六汤加减。

黄芩15g	党参30g	熟地黄20g
麦冬15g	山药30g	牡丹皮15g
五味子10g	山茱萸20g	炙甘草5g
金樱子30g	益智30g	酸枣仁30g
柴胡15g		

共7剂，日1剂，水煎服，分早晚两次服用。

方中党参补脾益肺，生津养血；熟地黄补血滋阴，益精填髓；麦冬养阴润肺，益胃生津；山药生津益肺，补脾养胃，补肾涩精；黄芩清热燥湿，泻火解毒；牡丹皮清热凉血，活血化瘀；肾阳亏虚，失于固摄，故用五味子、金樱子收敛固涩、益气生津、补肾宁心；山茱萸补益肝肾，收敛固涩。柴胡疏散退热，升举阳气；炙甘草补脾益气，缓急止痛，调和诸药。

二诊： 2019年5月10日。

刻下见： 夜尿频，舌质红，苔白，脉细。

方药： 小生六汤加减。

黄芩15g	桂枝10g	白术15g
炒苦杏仁10g	党参30g	熟地黄20g
麦冬15g	山药30g	牡丹皮 5g
五味子10g	山茱萸20g	炙甘草5g
金樱子30g	益智30g	柴胡15g

共7剂，日1剂，水煎服，分早晚两次服用。

医嘱： ①注意清洁卫生，勤换衣物；②饮食清淡，忌油腻生冷。

疾病预防调护： 尿频应以预防为主，消除外邪入侵和湿热内生的易感因素，保持下阴清洁，不憋尿，预防各种原因引起的感染。患者应养成良好的饮食习惯，避免食肥甘厚味、辛辣香燥之品，避免饮酒过度；注意生活起居，避免纵欲和过度劳累，以减少尿频的发生。

按： 肾主水，故肾虚则尿频，用小生六汤加金樱子、益智、酸枣仁以安神固肾缩泉，症状缓解后可改用排石汤治疗肾结石。

（杨馨雨　罗仁）

八、尿浊

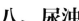

案一

杨某晶，女，33岁。

初诊： 2019年2月22日。

主诉： 体检发现蛋白尿、血尿3年余。

现病史： 2016年体检发现蛋白尿，长期予药物控制（氯沙坦钾片、金水宝胶囊），病情稳定。现患者复查尿常规提示蛋白尿、血尿。

刻下见： 无腰酸、恶心呕吐、胸闷等不适，纳可，眠差，月经失调，末次月经为2019年2月4日，舌质淡红，有齿印，脉细。

体征及辅助检查： 心肺腹检查无异常，肾区无叩击痛，四肢无浮肿。近期查尿常规提示尿蛋白+、尿红细胞+++，红细胞计数160个/HPF，红细胞位相提示非均一型红细胞。

既往史： 乙肝病史。

中医诊断： 尿浊（肾气阴两虚证）。

西医诊断： 隐匿性肾炎。

辨病辨证分析： 患者以发现蛋白尿为主症，中医辨病为尿浊。缘患者久病伤及肾气，肾气虚则气化无力，故见蛋白尿、血尿。肾藏精，肾虚则精血不藏，故见月经失调。舌质淡红，有齿印，脉细，四诊合参，辨证为肾气阴两虚。

治法： 益气养阴补肾。

方药： 小生六汤加减。

柴胡15g	黄芩15g	党参30g
熟地黄20g	麦冬15g	山药30g
牡丹皮15g	五味子10g	山茱萸20g
炙甘草5g	益母草30g	荷叶5g

共7剂，日1剂，水煎服。

医嘱： 清淡饮食，调畅情志，适当运动。

二诊： 2019年3月8日。

刻下见： 腰酸，血尿，尿中多泡沫，小便色黄，无口干，大便烂，月经失调，舌质红，苔薄黄，脉弦细。

体征及辅助检查： 2019年3月8日查尿常规示尿蛋白++、尿红细胞+++。

中医诊断、西医诊断、辨病辨证分析： 同前。

方药： 肾病Ⅱ号方加减。

熟地黄20g	荷叶10g	侧柏叶20g
益母草30g	山药30g	煅牡蛎30g
山茱萸20g	白茅根30g	大蓟20g
炙甘草5g	苦杏仁10g	

共7剂，日1剂，水煎服。

医嘱： 清淡饮食，调畅情志，适当运动。

疾病证候转归： 患者本次就诊症状稍加重，以血尿为主症，急则治其标，予肾病Ⅱ号方加入荷叶、苦杏仁泄浊，益母草养血调经，侧柏叶凉血止血，可有效缓解患者血尿的症状。

三诊： 2019年3月22日。

刻下见： 自觉症状稍减轻，腰酸，睡眠一般，多梦，大便正常，舌淡红，边有齿印，苔白，脉弦细。

体征及辅助检查： 2019年3月22日查尿常规示尿蛋白++、尿红细胞+++。

中医诊断、西医诊断、辨病辨证分析： 同前。

方药： 肾病Ⅱ号方加减。

熟地黄20g	柴胡10g	益母草30g
酸枣仁30g	丹参15g	黄芩15g
党参30g	鱼腥草30g	煅牡蛎30g
炙甘草5g	荷叶10g	白茅根30g
苦杏仁10g	桃仁10g	白术10g

共7剂，日1剂，水煎服。

医嘱：清淡饮食，调畅情志，适当运动。

疾病证候转归：患者自觉服药后症状稍微改善，尿常规未见明显改善，热象较前减轻，考虑原方有效，故继续予肾病Ⅱ号方加入柴胡、黄芩调肝，鱼腥草、桃仁、苦杏仁泄浊，白术健脾，丹参、益母草调经止痛，酸枣仁安神，全方合用以改善患者症状。

按：患者以血尿为主，精血同源，其病在肾；肾虚不藏，精血下泄，则可见蛋白尿、血尿；治以固肾养阴解毒之肾病Ⅱ号方。

（彭伟航　罗仁）

案二

崔某宝，男，22岁。

初诊：2019年5月13日。

主诉：发现蛋白尿半年余。

现病史：患者于半年前无明显诱因出现蛋白尿，外院肾组织活检提示慢性肾小球肾炎/肾小球轻微病变伴局部及肾小管间质改变，规律使用激素治疗。

刻下见：慢性病面容，颜面部散在痤疮，大便尚可，小便正常，舌红，脉细。

体征及辅助检查：肾组织活检示慢性肾小球肾炎/肾小球轻微病变伴局部及小管间质改变。2019年3月11日 24h尿蛋白定量为8.76g。2019年4月15日 24h尿蛋白定量为6.63g。

中医诊断：尿浊（脾肾气阴两虚证）。

西医诊断：膜性肾病。

辨病辨证分析：患者男性，慢性病程，以蛋白尿为主要表现，中医辨病为尿浊。患者久病迁延不愈，精微下泄过多，导致脾肾两伤，脾虚中气下陷，肾虚固摄无权，封藏失职。患者长期服用激素，阴虚有热，虚火上炎，则见面部局部痤疮。舌红，脉细为气阴亏虚之征象，四诊合参，辨证为脾肾气阴两虚证。

治法： 健脾补肾，益气养阴。

方药： 肾病Ⅰ号方加减。

鱼腥草30g	益母草30g	党参30g
丹参15g	蒲公英30g	柴胡15g
黄芩15g	熟地黄20g	荆芥穗10g
连翘10g	制何首乌30g	炙甘草5g

共7剂，日1剂，水煎2次合并，早晚分服。

医嘱： 门诊随访。

二诊： 2019年6月10日。

刻下见： 睡眠质量欠佳，颜面潮红，面部痤疮，局部红肿瘀结，舌红，脉弦。

中医诊断： 尿浊（阴虚火旺证）。

西医诊断： 膜性肾病。

辨病辨证分析： 患者阴虚有热，虚火上炎，加之久病夹瘀，瘀热互结，则面部局部红肿瘀结；心主神明，阴虚有火，上扰神明，则睡眠质量欠佳；颜面潮红，舌红，脉弦为阴虚兼有热毒之征象。

治法： 滋阴清热，活血散结。

方药： 荆芥连翘汤加减。

山药30g	川芎10g	桔梗10g
黄连10g	黄柏10g	薄荷10g
白芷10g	荆芥穗10g	防风10g
北柴胡10g	连翘10g	黄芩10g
生地黄15g	枳壳10g	白芍15g
益母草30g	荷叶10g	

共7剂，日1剂，水煎服。

三诊： 2019年7月15日。

刻下见： 满月脸，颜面潮红，面部痤疮，局部红肿瘀结，舌红，脉弦。

体征及辅助检查：2019年7月15日24h尿蛋白定量为2.65g。

诊断、治法：同前。

方药：上方加茵陈30g，继续治疗。

疾病证候转归：患者24h尿蛋白水平较前降低，病情稳定，继续目前治疗方案。

四诊：2019年8月12日。

病史：同前。

刻下见：面部毛囊炎，颜面潮红，舌红，脉弦。

体征及辅助检查：2019年8月12日24h尿蛋白定量为1.18g。

诊断、治法：同前。

方药：守上方，易荷叶为青蒿30g。

共7剂，日1剂，水煎服。

疾病证候转归：患者24h尿蛋白水平较前降低，病情稳定，继续目前治疗方案，缓图功效。

按：本例为肾小球轻微病变、高蛋白尿患者，已用激素治疗，再求中医药改善。在肾病应用激素过程中使用中医药是一个很有效的中西医结合点。在应用激素时，即可同步应用清热解毒祛湿、健脾补肾、活血散结、滋阴清热等方药。

（翁广健　罗仁）

九、淋证

案一

李某，男，45岁。

初诊： 2019年9月10日。

主诉： 右腰部疼痛、尿血1周。

现病史： 患者1周前无明显诱因出现右腰部疼痛，放射至前腹部，疼痛部位不固定，尿液呈浅红色，遂求诊于当地医院，查B超提示肾结石，予解痉止痛等治疗后疼痛缓解，但仍有腰部酸软的症状，现患者为求进一步治疗，求诊于门诊。

刻下见： 腰部酸软，口干欲饮，纳眠可，小便不利，排尿有涩痛感，大便干，舌红，苔黄腻，脉弦细。

体征及辅助检查： 腹部无压痛、反跳痛，右肾部有叩击痛。外院B超提示右肾结石。

既往史： 未诉其他疾病。

中医诊断： 石淋（肾阴不足，湿热内蕴证）。

西医诊断： 肾结石。

辨病辨证分析： 患者素体湿热，加之饮食不节、饮水较少，导致湿热蕴结膀胱，湿热日久，熬尿成石，遂致石淋；膀胱气化不利，故小便涩痛。湿热日久，损伤阴血，肾阴不足，虚火扰动阴血，故尿血。

治法： 通淋排石，益气养阴。

方药： 罗氏排石汤加减。

金钱草30g	百合30g	黄芪30g
何首乌30g	赤芍10g	牛膝10g
猫爪草30g	冬葵子30g	厚朴10g
石韦10g	车前子30g	青皮10g

香附 10g   滑石 30g^{包煎}   熟地黄 10g

医嘱： 多饮水。

疾病证候转归： 1月后复诊，已排出结石，未诉腰痛不适。

按： 膀胱为州都之官，有储尿和排尿的功能。肾与膀胱于脏腑表里相关，于经脉相互络属，共主水道、司决渎。本病多属虚实夹杂，初起多因湿热为患，正气尚未虚损，多属实证。但淋久湿热伤正，由肾及脾，致脾肾两虚，由实转虚，常见阴虚夹湿热、气虚夹水湿等。

（毕建璐　罗仁）

案二

邓某英，女，59岁。

初诊： 2022年3月4日。

主诉： 发现输尿管结石10余年。

现病史： 患者肾结石病史10余年。2022年2月28日复查B超示右侧输尿管中段结石并右肾中度积水，尿常规未见异常。

刻下见： 小腹痛，睡眠欠佳，夜尿频，无尿痛，舌红，苔黄，脉沉弦。

既往史： 无特殊。

中医诊断： 石淋（湿热蕴结证）。

西医诊断： 右肾积水伴输尿管结石。

辨病辨证分析： 患者以小腹痛、尿频为主要表现，B超提示输尿管结石，中医辨病为石淋。淋证的病位在肾与膀胱，与肝、脾相关。其基本病机为湿热蕴结下焦，肾与膀胱气化不利，湿热久蕴，熬尿成石，遂致石淋。舌红，苔黄，脉沉弦，四诊合参，辨证为湿热蕴结。

治法： 清热利湿，排石通淋。

方药： 罗氏排石汤加减。

黄芪 30g   生地黄 20g   乌药 10g

牛膝 15g   广金钱草 30g   海金沙 15g^{包煎}

车前子15g^{包煎}	青皮10g	炙甘草5g
白芍30g	延胡索10g	苦杏仁10g
桃仁10g		

共7剂，日1剂，水煎服，分早晚两次服用。

二诊： 2022年3月18日。

刻下见： 小便频，大便溏，3～4次/日，舌质红，脉沉细。

诊断、治法： 同前。

方药： 罗氏排石汤加味。

黄芪30g	生地黄20g	乌药10g
牛膝15g	广金钱草30g	海金沙15g^{包煎}
车前子15g^{包煎}	青皮10g	炙甘草5g
白芍30g	槟榔15g	益母草30g
白茅根30g	牡丹皮15g	炒酸枣仁30g

共14剂，日1剂，水煎服，分早晚两次服用。

按： 本病多由湿热蕴结下焦，肾与膀胱气化不利，湿热久蕴，熬尿成石，停留肾与膀胱而成。砂石阻滞，不通则痛。若病程迁延日久，可致肾气亏虚，出现腰酸、小便淋沥不尽、时作时止等症状。在治疗上，罗仁教授提出了"排石必通淋，水利石易下；排石必理气，气行石易动；排石必活血，瘀取石易排"的观点，即治疗石淋应以通淋、理气、活血为主要治法。正如《金匮翼·诸淋》所说："夫散热利小便，只能治热淋、血淋而已。其膏、砂、石淋，必须开郁行气，破血滋阴方可。"罗教授根据多年临床经验，总结出了清热利湿、通淋排石、行气活血、益气养阴的罗氏排石汤，治疗肾脏小结石、反复发作的结石或多发结石效果显著。

（李晓文　罗仁）

十、肾病

案一

腾某，男，37岁。

初诊： 2019年6月13日。

主诉： 发现IgA肾病6年。

现病史： 患者自述6年前发现IgA肾病，具体治疗不详。

刻下见： 易疲劳，腰膝酸软，二便正常，纳可，舌淡红，脉沉。

体征及辅助检查： 2013年肾穿刺活检诊断为IgA肾病。2019年6月13日尿常规示尿蛋白+++。

既往史： 银屑病病史。

中医诊断： 尿浊（肾气亏虚证）。

西医诊断： IgA肾病。

辨病辨证分析： 患者肾穿刺活检诊断为IgA肾病，慢性病程，以蛋白尿为主症，中医辨病为尿浊。蛋白质是生命的物质基础，相当于中医的"精"。患者久病多年，精泻太过，又肾藏精，以致肾气亏虚，因肾为腰之府，肾亏则腰膝酸软；气虚而不能推动营血上荣，则易疲劳、舌淡红；气虚鼓动血行之力不足，故脉象沉。四诊合参，辨证为肾气虚证。

治法： 补益肾气。

方药： 肾病 I 号方加减。

鱼腥草30g	益母草30g	党参30g
丹参15g	炙甘草5g	北柴胡15g
黄芩15g	熟地黄20g	白术20g
荷叶10g		

共7剂，日1剂，水煎至200ml，煎两次合并，早晚分服。

医嘱： 门诊随访；避免过度劳累。

二诊：2019年7月4日。

刻下见：病情稳定，大便黏腻，自觉身重，舌淡红，苔黄腻，脉滑。

中医诊断：尿浊（湿热内蕴证）。

辨病辨证分析：患者久病不愈，肾气亏虚，气虚无力运血上行，故舌淡红；气虚无力推动水行，水聚而成湿，湿为重浊黏滞之邪，出现身重；阻滞气机，清阳不升，湿热互结，热不得越，湿不得泄，而致湿热内蕴，出现苔黄腻、脉滑。四诊合参，辨证为湿热内蕴证。

治法：益气活血，清热燥湿。

方药：肾病Ⅰ号方加减。

鱼腥草30g	益母草30g	党参30g
丹参15g	炙甘草5g	北柴胡15g
黄芩15g	熟地黄20g	白术20g
荷叶10g	青蒿20g	

共7剂，日1剂，水煎至200ml，煎两次合并，早晚分服。

医嘱：门诊随访。

疾病证候转归：患者用药后蛋白尿有所缓解，前方有效。但本次就诊时出现大便黏腻，考虑为湿热内蕴所致，在前方基础上加青蒿以祛湿热。

三诊：2019年8月8日。

刻下见：疲劳乏力，腰部刺痛，面色偏暗，大便调，舌紫暗，苔黄，伴点刺，脉沉细。

体征及辅助检查：2019年8月8日肌酐127μmol/L，尿素9.8mmol/L。

中医诊断：尿浊（水瘀互结证）。

辨病辨证分析：患者久病不愈，肾气亏虚，气虚无力推动血液和水行，故疲劳乏力；水聚而成湿，血凝则成瘀，瘀阻络脉，故见腰部刺痛、紫暗点刺舌；瘀久化热，出现苔黄、脉沉弦。四诊合参，辨证为水瘀互结。

治法：益气活血化瘀。

方药：肾病Ⅰ号方加减。

鱼腥草30g	益母草30g	党参30g
丹参15g	炙甘草5g	北柴胡15g

黄芩 15g	熟地黄 20g	苦杏仁 10g
桃仁 10g	青蒿 30g	荷叶 10g
葶苈子 15g		

共7剂，日1剂，水煎至200ml，煎两次合并，早晚分服。

疾病证候转归：患者本次就诊时出现疲劳乏力和腰部刺痛，考虑为水瘀互结所致，在上方基础上加苦杏仁、桃仁、葶苈子以理气活血化瘀。

按：本案例病理诊断为IgA肾病。肾虚精血不藏而见蛋白尿，治以肾病1号方加味。方中以小柴胡汤（柴胡、黄芩、党参）疏肝健脾，党参、熟地黄以益气补肾为主；重用鱼腥草、益母草、青蒿以清泄湿热，攻补兼施。故知肾病者，从肾治，亦可从肺治、从肝治、从湿热分治也。

（王姝婉　罗仁）

案二

林某佳，男，28岁。

初诊：2019年6月13日。

主诉：发现IgA肾病1月。

现病史：1月前尿常规查出蛋白尿后行肾穿刺活检，提示IgA肾病。

刻下见：鼻塞流涕，无恶心呕吐，无浮肿，二便调，舌红，苔薄黄，脉浮细数。

体征及辅助检查：2019年5月7日肾活检示中度系膜增生型IgA肾病伴局灶性节段病变。2019年5月17日24h尿蛋白定量为2.2g，尿蛋白++，尿红细胞+++，尿酸554mmol/L。

中医诊断：尿浊（外感风热证）。

西医诊断：IgA肾病。

辨病辨证分析：患者肾穿刺活检诊断为IgA肾病，新发病程，以蛋白尿为主症，中医辨病为尿浊。就诊时因风热袭表，肺气失宣，出现鼻塞流涕，舌红，苔黄，脉浮细数。四诊合参，可辨证为表虚外感风热证。

治法： 疏风健脾，清热祛湿。

方药： 肾病Ⅰ号方加减。

鱼腥草30g	益母草30g	党参30g
丹参15g	炙甘草5g	北柴胡15g
黄芩15g	熟地黄20g	苦杏仁10g
陈皮10g	侧柏叶15g	荷叶10g
苍耳子10g	桑叶15g	

共7剂，日1剂，水煎至200ml，煎两次合并，早晚分服。

医嘱： 门诊随访。

二诊： 2019年7月18日。

刻下见： 睡眠差，胃纳可，二便调，无双下肢水肿，舌红，少苔，脉细弱。

体征及辅助检查： 2019年7月18日复查24h尿蛋白定量为1.16g。

中医诊断： 尿浊（肾阴虚证）

辨病辨证分析： 患者肾阴亏虚，阴液不足，阳气相对偏亢，上扰清阳，出现眠差；热灼阴液，出现舌红、少苔等热象；又阴液亏虚，故脉细弱。四诊合参，可辨证为肾阴虚证。

治法： 调和气血，滋阴活血。

方药： 肾病Ⅰ号方加减。

鱼腥草30g	益母草30g	党参30g
丹参15g	桃仁10g	北柴胡15g
黄芩15g	熟地黄20g	苦杏仁10g
陈皮10g	侧柏叶15g	荷叶10g
青蒿30g		

共14剂，日1剂，水煎至200ml，煎两次合并，早晚分服。

医嘱： 门诊随访。

疾病证候转归： 患者本次就诊时出现睡眠差等症状，考虑为肾阴亏虚所致，在上方基础上加青蒿以滋阴清热。

按： 患者诊断为IgA肾病，就诊时因风热袭表，见鼻塞流涕，故在肾病Ⅰ号方中加桑叶、苍耳子、苦杏仁以清热宣肺、疏风通窍。

（王姝婉　罗仁）

案三

陈某健，男，23岁。

初诊： 2019年7月4日。

主诉： 膜性肾病病史1年余。

现病史： 患者发现膜性肾病（Ⅱ期，中危组）1年余，近期检测尿常规示尿蛋白+++，并伴有轻微下肢水肿，按之凹陷不起。

刻下见： 眠差，二便调，胃纳一般，舌红，脉细。

体征及辅助检查： 2019年7月1日于外院查24h尿蛋白定量为282.09mg，血红蛋白96g/L，红细胞3.09×10^{12}/L，血肌酐136μmol/L。

中医诊断： 尿浊（肝肾亏虚证）。

西医诊断： 膜性肾病。

辨病辨证分析： 蛋白质作为构成人体和维持生命活动的基本物质，与中医中的"精气""精微"等相似。患者以蛋白尿为主症，中医辨病为尿浊。肝肾内寄相火，肾精涵育，则相火安位。肾气亏虚，无力固摄精液，精气下泄，出现蛋白尿；气虚无力行水，出现下肢水肿；肝肾亏虚，虚火上扰清窍，出现眠差。舌红，脉细，四诊合参，辨证为肝肾亏虚。

治法： 滋养肝肾，益气摄精。

方药： 肾病Ⅰ号方加减。

鱼腥草30g	益母草30g	党参30g
丹参15g	炙甘草5g	北柴胡15g
黄芩15g	熟地黄20g	苦杏仁10g
黄芪20g	百合15g	茵陈30g
青蒿20g		

共7剂，日1剂，水煎两次合并，早晚分服。

二诊： 2019年7月11日。

刻下见： 晨起打喷嚏，鼻塞，流清涕，胃口可，二便调，舌边红，苔黄，脉数。

体征及辅助检查： 2019年7月10日尿常规未见异常。

中医诊断： 感冒（外感风热证）。

西医诊断： 膜性肾病。

辨病辨证分析： 患者以打喷嚏、流清涕为主症，中医辨病属"感冒"范畴。患者出现晨起流涕、喷嚏等，为肺气亏虚，无力抵挡外邪，外邪袭肺，肺失宣降，气运失常而出现的症状，辨证为外感风热。

治法： 疏风清热，补脾益肾。

方药： 小生六汤加减。

山药30g	麦冬15g	党参30g
酒茱萸20g	炙甘草5g	北柴胡15g
醋五味子10g	黄芩15g	牡丹皮15g
熟地黄20g	百合30g	茵陈30g
炒苍耳子10g	辛夷10g^{包煎}	桑叶15g

共7剂，日1剂，水煎两次合并，早晚分服。

疾病证候转归： 患者用药后尿常规恢复正常，前方有效。但本次就诊时出现打喷嚏、流清涕，考虑为外感风热侵袭鼻窍所致，选用益气养阴、补脾益肾的小生六汤加桑叶、苍耳子、辛夷以解表、通鼻窍，标本同治。

三诊： 2019年7月25日。

刻下见： 失眠多梦，鼻塞，咽干颧红，五心烦热，大便可，舌红，少津，脉细。

体征及辅助检查： 2019年7月11日尿红细胞 ±。

中医诊断： 尿血（肾阴亏虚证）。

西医诊断： 膜性肾病。

辨病辨证分析： 患者尿红细胞 ±，综合患者病情，中医辨病属"尿血"范畴。肾阴主全身之阴，若肾阴虚衰，水火失济，心火偏亢，则心神不宁、失眠多梦；阴不足以制阳，阳偏亢化热，出现五心烦热；热迫血妄行，则出现尿隐血；阳热上行，出现咽干颧红、鼻塞等症。舌红，少津，脉细，四诊合参，辨证为肾阴亏虚。

治法：补肾滋阴，凉血止血。

方药：肾病Ⅱ号方加减。

煅牡蛎 30g	白茅根 30g	山药 30g
酒萸黄 20g	大蓟根 20g	熟地黄 20g
炒苍耳子 10g	荷叶 10g	侧柏叶 20g
甘草 5g		

共7剂，日1剂，水煎至200ml，煎两次合并，早晚分服。

疾病证候转归：患者用药后流涕症状有所好转，可见前方有效。但本次就诊时鼻塞严重、咽部红肿、舌红脉细，考虑肾阴虚火旺，选用肾病Ⅱ号方加减。

四诊：2019年8月15日。

刻下见：夜尿多，心神不宁，失眠多梦，咽痛，胃纳可，舌红，脉弦细。

体征及辅助检查：2019年8月14日尿常规未见异常。

中医诊断：尿频（心肾不交证）。

西医诊断：膜性肾病。

辨病辨证分析：患者以夜尿多为主症，中医辨病属"尿频"范畴。心肾不交多由肾阴亏损，阴精不能上承，因而心火偏亢，失于下降所致。心火偏亢，上扰心神，出现心神不宁、失眠多梦；肾水失去心火温阳，出现夜尿频多。舌红，脉弦细，四诊合参，辨证为心肾不交。

治法：交通心肾，益气养阴。

方药：小生六汤加减。

山药 30g	麦冬 15g	党参 30g
酒萸黄 20g	炙甘草 5g	北柴胡 15g
醋五味子 10g	黄芩 15g	牡丹皮 15g
熟地黄 20g	炒酸枣仁 30g	盐金樱子 30g

共7剂，日1剂，水煎至200ml，煎两次合并，早晚分服。

疾病证候转归：患者用药后尿常规恢复正常，可见前方有效。但本次就诊时患者出现夜尿多、失眠多梦等心肾不交的症状，可以在益气养阴的小生六汤基础上酌情加酸枣仁以安神，金樱子以固肾。

按：本案为膜性肾病，正气亏虚，故在病程中反复出现鼻塞流涕等风邪外袭之症，治宜扶正祛邪。正气存内，邪不可干也。风邪上受，首先犯肺，故宜用桑叶、菊花、苦杏仁、苍耳、连翘、金银花之属，邪去则正安。

（王姝婉　罗仁）

案四

黄某梅，女，31岁。

初诊：2019年5月20日。

主诉：发现 IgA 肾病 4 年，腰酸乏力 1 月。

现病史：患者 4 年前发现 IgA 肾病，已停用药物治疗；产后 1 年，现诉腰酸乏力 1 月。

刻下见：头晕，睡眠欠佳，二便调，胃口一般，舌红，脉细。

体征及辅助检查：病理检查示轻中度系膜增生型 IgA 肾病伴肾小球局灶节段硬化，Lee 分级 Ⅲ～Ⅳ 级；尿蛋白++，尿红细胞++。

中医诊断：肾劳（肝肾亏虚证）。

西医诊断：IgA 肾病。

辨病辨证分析：患者以发现 IgA 肾病 4 年为主症，中医辨病属"肾劳"范畴。患者产后 1 年，产后气血亏虚而伤肾，腰为肾之府，肾亏则腰膝酸软；肝肾亏虚，清阳无力上行头目，出现头晕等症状；肝肾阴亏，阳偏亢，虚火上扰清窍，故睡眠欠佳。舌红，脉细，四诊合参，辨证为肝肾亏虚。

治法：益气养阴，补益肝肾。

方药：小生六汤加减。

山药30g	麦冬15g	党参30g
酒萸肉20g	炙甘草5g	北柴胡15g
醋五味子10g	黄芩15g	牡丹皮15g
熟地黄20g	益母草15g	金樱子30g
酸枣仁30g		

共7剂，日1剂，水煎至200ml，煎两次合并，早晚分服。

二诊：2019年6月1日。

刻下见：面色淡白，自觉眼干，无恶心呕吐，睡眠一般，胃纳可，舌红，脉细。

诊断：同前。

辨病辨证分析：患者肝肾亏虚，多为阴虚和血虚，血虚无力上荣面色，故面色淡白；血虚无法荣养肝目，出现双眼干涩；肝肾阴亏，阳偏亢，虚火上扰清窍，因而睡眠一般。舌红，脉细，四诊合参，辨证为肝肾亏虚。

治法：益气养阴，补益肝肾。

方药：小生六汤加减。

山药30g	麦冬15g	党参30g
酒萸肉20g	炙甘草5g	北柴胡15g
醋五味子10g	黄芩15g	牡丹皮15g
熟地黄20g	益母草30g	金樱子30g
炒酸枣仁30g	荷叶10g	

共7剂，日1剂，水煎两次合并，早晚分服。

疾病证候转归：患者病情稳定，考虑仍为肝肾亏虚证，继续使用小生六汤加减治疗。

按：本案为IgA肾病，症见腰酸、乏力，以及尿蛋白、血尿，属于"肾劳"，当以扶正固肾为主，以小生六汤加酸枣仁、金樱子安神固肾，荷叶升清涩精止血。

（王姝婉　罗仁）

案五

谭某养，男，52岁。

初诊： 2019年7月1日。

主诉： 发现IgA肾病半年余，眼睑浮肿1天。

现病史： 晨起眼睑浮肿，下午可自行消退，小便有泡沫。

刻下见： 胸背皮肤红色皮疹，大便调，胃口可，睡眠一般，舌红，苔黄，脉弦数。

体征及辅助检查： 2018年11月肾穿刺活检为IgA肾病。2019年7月1日尿红细胞+。

中医诊断： 水肿（外感风热证）。

西医诊断： ①IgA肾病；②局灶和节段性肾小球损害。

辨病辨证分析： 患者以眼睑浮肿为主要症状，中医辨病属"水肿"范畴。外感风热，内舍于肺，肺失宣降通调，上则津液不能宣发外达，下则不能通调水道，以致水液潴留体内，泛滥肌肤，发为水肿；风热郁于体表，故见胸背部红色皮疹。舌红，苔黄，脉弦，四诊合参，辨证为外感风热证。

治法： 疏风清热，泻火解毒。

方药： 荆芥连翘汤加减。

当归10g	川芎10g	桔梗10g
黄连10g	黄柏10g	栀子10g
薄荷10g	白芷10g	荆芥穗10g
防风10g	北柴胡10g	连翘10g
黄芩10g	生地黄10g	麸炒枳壳10g
白芍10g	荷叶10g	侧柏叶10g

共7剂，日1剂，水煎至200ml，煎两次合并，早晚分服。

二诊： 2019年7月15日。

刻下见： 口干，疲劳乏力，胸背皮肤红疹消退，舌红，脉细数。

体征及辅助检查： 2019年7月15日尿红细胞+。

中医诊断：尿血（阴虚热毒证）

西医诊断：同前。

辨病辨证分析：患者尿红细胞+，中医辨病属"尿血"范畴。患者外感热病后热退阴伤，阴液不足，出现口干；外感病后多气虚，故见疲劳乏力；阴虚则阳亢，故舌红、脉细数。四诊合参，辨证为阴虚热毒证。

治法：清热滋阴，泻火解毒。

方药：荆芥连翘汤加减。

当归10g	川芎10g	桔梗10g
黄连10g	黄柏10g	栀子10g
薄荷10g	白芷10g	荆芥穗10g
防风10g	北柴胡10g	连翘10g
黄芩10g	生地黄10g	麸炒枳壳10g
白芍10g	荷叶10g	侧柏叶10g
苦杏仁10g	白茅根30g	

共7剂，日1剂，水煎至200ml，煎两次合并，早晚分服。

疾病证候转归：患者用药后皮肤红疹消退，前方有效。本次就诊时诉口干、疲劳乏力，考虑为热后伤阴伤气，故继续使用荆芥连翘汤加减。

三诊：2019年8月15日。

刻下见：全身无水肿，胃口一般，睡眠可，大便调，舌淡红，有齿印，脉细。

体征及辅助检查：2019年8月15日尿红细胞+。外院查肌酐128μmol/L。

中医诊断：尿血（肾阴亏虚证）

西医诊断：同前。

辨病辨证分析：患者热后伤气伤阴，肾气亏虚，气虚无力推动血行，水液停聚成湿，舌见齿痕；肾阴亏虚，热迫血络，故尿血。舌淡红，脉细。四诊合参，辨证为肾阴亏虚证。

治法： 活血利尿，养阴清热。

方药： 肾病Ⅱ号方加减。

煅牡蛎30g	白茅根30g	山药30g
海藻30g	酒萸萸20g	大蓟根20g
熟地黄20g	苦杏仁10g	侧柏叶20g
青蒿20g		

共7剂，日1剂，水煎至200ml，煎两次合并，早晚分服。

疾病证候转归： 患者用药后病情稳定。本次就诊时舌淡红、有齿印、脉细，考虑为肾阴亏虚，热伤血络而见尿血，可使用肾病Ⅱ号方加减。

按： 本案为IgA肾病，首诊时患者胸背部发红色皮疹，尿中潜血，此为风热在表，以荆芥连翘汤加减治之；邪去正气未复，用肾病Ⅱ号方加侧柏叶、青蒿凉血止血。

（王姝婉　罗仁）

案六

李某芳，女，50岁。

初诊： 2019年7月11日。

主诉： 双下肢浮肿3月余。

现病史： 双下肢浮肿3月余，按之凹陷不起，夜尿频多。

刻下见： 睡眠差，腰膝酸软，口干，胃口一般，大便可，舌红，脉细数。

体征及辅助检查： 2019年1月9日肾活检示膜性肾病Ⅱ期；尿蛋白+++。

中医诊断： 水肿（脾肾亏虚，心肾不交证）。

西医诊断： 膜性肾病（肾病综合征）。

辨病辨证分析： 患者双下肢浮肿3月余，中医辨病属"水肿"范畴。心肾不交，心火旺，上扰神明，故见睡眠差；热灼津液，则口干；脾主运化，肾主水，脾肾亏虚则水液运行障碍，尤以下肢为甚；肾水失去心火温煦，肾水失衡，故见夜尿多，伴腰膝酸软。舌红，脉细数，四诊合参，辨证为脾肾亏虚，心肾不交。

治法： 调和气血，宁心滋肾

方药： 小四五汤加减

茯苓10g	柴胡15g	当归10g
黄芩15g	党参30g	法半夏10g
熟地黄20g	白芍15g	川芎10g
桂枝10g	泽泻10g	猪苓10g
白术15g	炙甘草5g	炒酸枣仁15g

盐金樱子30g

共7剂，日1剂，水煎两次合并，早晚分服。

二诊： 2019年8月1日。

刻下见： 双下肢水肿较前减轻，尿不尽，尿频，纳差，便溏，舌淡红，脉弦。

诊断： 同前。

辨病辨证分析： 患者脾肾亏虚，脾为后天之本，气血生化之源，脾胃虚弱，则无力运化水谷，出现便溏、纳差；肾虚，则水行障碍，出现下肢水肿；肾气无力固摄水液，水从下行，故出现尿频、尿不尽等症状。

治法： 调和气血，健脾固肾。

方药： 小四五汤加减。

茯苓10g	柴胡15g	当归10g
黄芩15g	党参30g	法半夏10g
熟地黄20g	白芍15g	川芎10g
桂枝10g	泽泻10g	猪苓10g
白术15g	炙甘草5g	盐金樱子30g

共7剂，日1剂，水煎至200ml，煎两次合并，早晚分服。

医嘱： 门诊随访。

疾病证候转归： 患者用药后睡眠改善，前方有效。患者本次就诊时出现便溏、尿频，考虑脾肾亏虚为主，在上方基础上去炒酸枣仁。

按：本案为膜性肾病，症见水肿、蛋白尿、腰酸、睡眠障碍，属脾肾两虚，心肾不交。复合证候，宜同步治疗，用复合方。如本案宜用小四五汤（小柴胡汤、四物汤、五苓散三方合方）治之。

（王姝婉　罗仁）

案七

孙某婷，女，31岁。

初诊：2019年5月13日。

主诉：发现血尿2年。

现病史：排尿时肉眼可见血尿，伴下肢轻微水肿。

刻下见：腰酸腿软，月经推迟，伴月经量少，大便调，睡眠一般，舌淡红，脉细。

体征及辅助检查：肾活检示IgA肾病，Lee分级Ⅱ级；尿蛋白+，尿红细胞+++。

中医诊断：尿血（肾气虚证）。

西医诊断：IgA肾病。

辨病辨证分析：患者血尿2年，中医辨病属"尿血"范畴。肾阴虚，精血下泄，则见血尿与蛋白尿；肾气亏虚，气虚无力行水，水聚成湿，发为下肢水肿；腰为肾之府，肾气不足，腰膝失养，则见腰酸腿软；肾气不足，无力推动血行，故见月经推迟和月经量少。舌淡红，脉细，四诊合参，辨证为肾气虚证。

治法：补肾养阴，清热凉血。

方药：肾病Ⅱ号方加减。

煅牡蛎30g	白茅根30g	山药30g
炙甘草5g	酒萸萸20g	大蓟根20g
熟地黄20g	荆芥穗10g	侧柏叶20g

| 连翘10g | 苦杏仁10g | 益母草30g |
| 桔梗10g | 牡丹皮20g | 桑白皮20g |

共7剂，日1剂，水煎至200ml，煎两次合并，早晚分服。

二诊： 2019年5月27日。

刻下见： 排尿时肉眼可见血尿，晨起眼睑水肿，咽干，鼻塞流涕，口渴喜饮，大便调，睡眠一般，舌红，脉细数。

体征及辅助检查： 2019年5月27日24h尿蛋白定量为0.43g，尿红细胞位相满视野。

中医诊断： 尿血（外感风热证）。

西医诊断： IgA肾病。

辨病辨证分析： 患者营卫不和，体表气虚，无力防御，加之外感风热，热袭肺脏，肺失宣降，则出现鼻塞流涕等症；肺通调水道功能失常，出现眼睑水肿；热灼津液，上见咽干、口渴喜饮，下则为血尿。舌红、脉细，四诊合参，辨证为外感风热。

治法： 疏风清热，泻火解毒。

方药： 荆芥连翘汤加减。

当归10g	川芎10g	桔梗10g
侧柏叶20g	黄柏10g	益母草30g
薄荷10g	白芷10g	荆芥穗10g
防风10g	北柴胡10g	连翘10g
黄芩10g	生地黄10g	麸炒枳壳10g
白芍10g		

共7剂，日1剂，水煎至200ml，煎两次合并，早晚分服。

疾病证候转归： 患者腰酸症状有所缓解，前方有效。二诊出现咽干、鼻塞流涕等症状，为外感风热，可用荆芥连翘汤加减治之。

三诊： 2019年6月10日。

刻下见： 排尿时肉眼血尿有所缓解，咽痛，咽干，咳喘无力，痰液清稀，大便调，睡眠可，舌淡红，脉细。

中医诊断： 尿血（肺气虚证）。

西医诊断： IgA 肾病。

辨病辨证分析： 患者久病体虚，又外感风邪，侵袭娇脏，故见咽干、咽痛等症；气虚无力推动水行，则咳喘无力、痰液清稀。舌淡红，脉细，四诊合参，辨证为外感风热，肺气亏虚证。

治法： 疏风解表，理气健脾。

方药： 罗氏感冒方加减。

白术 10g	黄芪 30g	天冬 15g
红花 5g	桔梗 10g	炙甘草 5g
苦杏仁 10g	桑叶 10g	荆芥穗 10g
防风 10g	炒苍耳子 15g	连翘 15g
益母草 30g	侧柏叶 20g	

共 7 剂，日 1 剂，水煎至 200ml，煎两次合并，早晚分服。

疾病证候转归： 患者出现咽痛、咽干、咳喘无力、痰液清稀等症状，体虚较重，应标本同治，可以罗氏感冒方加减治之。

四诊： 2019 年 7 月 1 日。

刻下见： 排尿时肉眼可见血尿，腰膝酸软，睡眠欠佳，大便可，五心烦热，舌红，少苔，脉细数。

中医诊断： 尿血（肾阴亏虚证）。

西医诊断： IgA 肾病。

辨病辨证分析： 肾为五脏六腑之大主，肾阴是元阴的重要组成部分，肾阴不足，则腰膝酸软；阴虚火旺，虚火内扰心神，则睡眠欠佳、五心烦热。舌红，脉细，四诊合参，辨证为肾阴亏虚证。

治法： 补肾养阴，化瘀止血。

方药： 肾病 II 号方加减。

煅牡蛎 30g	白茅根 30g	山药 30g
炙甘草 5g	酒萸黄 20g	大蓟根 20g
熟地黄 20g	苦杏仁 10g	益母草 30g
侧柏叶 20g	墨旱莲 30g	荷叶 10g
桃仁 10g		

共7剂，日1剂，水煎至200ml，煎两次合并，早晚分服。

疾病证候转归：患者表证已解，前方有效。现患者睡眠欠佳、五心烦热，见肉眼血尿，考虑仍为肾阴亏虚所致，用肾病Ⅱ号方加减治之。

五诊：2019年7月25日。

刻下见：排尿时肉眼可见血尿，睡眠欠佳，大便调，胃口可，舌红，脉细。

体征及辅助检查：2019年7月8日24h尿蛋白定量为0.46g。

诊断、辨病辨证分析：同前。

治法：补肾养阴，逐瘀止血。

方药：肾病Ⅱ号方加减。

煅牡蛎30g	白茅根30g	山药30g
甘草5g	酒茱萸20g	大蓟根20g
熟地黄20g	苦杏仁10g	益母草30g
侧柏叶20g	墨旱莲15g	炒苍耳子10g

共7剂，日1剂，水煎至200ml，煎两次合并，早晚分服。

疾病证候转归：患者睡眠症状仍未缓解，继续用肾病Ⅱ号方加减治之。

六诊：2019年8月12日。

刻下见：排尿时肉眼可见血尿，月经量少，面色白，夜梦多，腰酸，舌红，苔黄，脉弦细。

体征及辅助检查：2019年8月12日24h尿蛋白定量为0.56g。

中医诊断：尿血（肝肾亏虚证）。

西医诊断：IgA肾病。

辨病辨证分析：患者肝肾亏虚，精血不足，冲任失充，则见月经量少、面白无华；亏虚日久发展为阴虚火旺，虚火扰动心神，则夜梦多；腰为肾之外府，肾阴不足，腰膝失养，则腰酸。舌质红，苔黄，脉弦细，四诊合参，辨证为肝肾亏虚。

治法：滋阴益气，活血化瘀。

方药：肾病Ⅰ号方加减。

鱼腥草30g	益母草30g	党参30g
丹参15g	炙甘草5g	北柴胡15g
黄芩15g	熟地黄20g	苦杏仁10g
百合30g	侧柏叶20g	青蒿20g

共7剂，日1剂，水煎至200ml，煎两次合并，早晚分服。

疾病证候转归：患者出现腰酸、月经量少、脉弦的症状，考虑为肝肾亏虚，选用肾病Ⅰ号方加减治之。

按：IgA肾病是一种慢性疾病，病程长，迁延难愈。在病程中，症状改变、证候转化时常出现，故当随证治之。治疗过程中应重视扶正，以益气养阴固肾为本；重视攻邪，及时清解外袭之六淫邪气；更要重视对患者生活方式的指导，包括心理、运动、饮食指导等。

（王姝婉 罗仁）

案八

陈某，男，49岁。

初诊：2018年11月16日。

主诉：发现蛋白尿6年余，血肌酐升高2年余。

现病史：患者6年余前发现蛋白尿，长期于外院治疗，2年前发现血肌酐升高，外院诊断为慢性肾衰竭、高血压、2型糖尿病。2017年1月双肾B超示双肾实质回声稍增强。2018年8月29日肾功能示血肌酐528.2μmol/L，尿酸824μmol/L，尿素氮20.2mmol/L；尿蛋白微量，尿红细胞微量。

刻下见：易疲劳、乏力，尿中可见少量泡沫，纳眠可，二便调，舌淡胖，有齿印，苔黄微腻，脉沉弦。

体征及辅助检查：心肺腹查体未见明显异常。

既往史：既往有糖尿病、高血压病，规律服用药物治疗，具体不详。

中医诊断：虚劳（脾肾气虚兼湿浊内阻证）。

西医诊断： ①慢性肾脏病；②高血压；③2型糖尿病。

辨病辨证分析： 患者以疲劳乏力为主症，中医辨病属"虚劳"范畴。患者久病体虚，伤及脾肾，脾虚清阳不升，湿浊内生，故见疲劳乏力；肾虚气化不力，故见尿中泡沫，肌酐、尿酸升高。舌淡胖，有齿印，苔黄微腻，脉沉弦，四诊合参，辨证为脾肾气虚兼湿浊内阻证。

治法： 健脾补肾，化湿降浊。

方药： 肾病Ⅲ号方。

海藻30g	黄芪30g	丹参20g
熟地黄20g	煅牡蛎30g	鱼腥草30g
荆芥穗10g	荷叶10g	百合15g
葶苈子5g	何首乌30g	苦杏仁10g
白术10g		

共7剂，日1剂，水煎服。

医嘱： ①清淡饮食，调畅情志，适当运动；②减轻体重，控制血压、血糖。

二诊： 2018年12月21日。

刻下见： 疲劳症状较前改善，自觉尿中泡沫较多，舌淡红，脉沉细。

诊断、辨病辨证分析、治法： 同前。

方药： 肾病Ⅲ号方。

海藻30g	黄芪30g	丹参20g
熟地黄20g	煅牡蛎30g	鱼腥草30g
荆芥穗10g	荷叶10g	百合15g
葶苈子5g	何首乌30g	苦杏仁10g
桃仁10g	白茅根30g	知母15g

共7剂，日1剂，水煎服。

疾病证候转归： 患者服药后症状改善，前方有效，可在原方基础上去白术，加入桃仁、白茅根、知母增加滋阴泄浊之效。

三诊： 2019年1月4日。

刻下见： 尿中泡沫明显，面色萎黄，口唇暗红，舌质淡红，苔白，脉沉细。

体征及辅助检查： 2019年1月3日尿蛋白++；血肌酐473μmol/L，尿酸720μmol/L。

诊断、辨病辨证分析、治法： 同前。

方药： 肾病Ⅲ号方。

海藻30g	黄芪30g	丹参20g
熟地黄20g	煅牡蛎30g	鱼腥草30g
荆芥穗10g	荷叶10g	百合15g
葶苈子5g	何首乌30g	苦杏仁10g
桂枝10g	益母草30g	

共7剂，日1剂，水煎服。

疾病证候转归： 本次就诊时患者尿中泡沫增多、面色萎黄，考虑为脾虚气血生化乏源引起，继用肾病Ⅲ号方，加入益母草利尿、桂枝温通经络。

按： 本案为慢性肾脏病，虚实夹杂，以《伤寒论》中牡蛎泽泻散化裁为"肾病Ⅲ号方"，此方有保护肾功能，延缓病情进展的作用。

（彭伟航　罗仁）

案九

郭某珍，女，72岁。

初诊： 2019年5月17日。

主诉： 发现蛋白尿2年。

现病史： 患者2017年7月7日因"尿中泡沫增多2月余，肌酐升高10天"于外院住院，诊断为：①局灶增生硬化型IgA肾病；②慢性肾炎综合征；③慢性肾脏病3期；④高尿酸血症；⑤高血压2级（很高危组）；⑥2型糖尿病。

刻下见： 泡沫尿，眠差，舌质暗红，苔黄，脉弦。

体征及辅助检查： 心肺腹查体未见明显异常。

既往史： 2013年行乳腺癌治疗术（具体不详）。

中医诊断： 尿浊（肝肾亏虚证）。

西医诊断： IgA肾病。

辨病辨证分析： 患者年老体衰，肝肾亏虚，肾主水，肾虚则气化无力，故尿浊；肝肾亏虚，精血不足，阴阳不交，故见眠差。舌暗红，苔黄，脉弦，四诊合参，辨证为肝肾亏虚证。

治法： 滋补肝肾。

方药： 小生六汤加减。

柴胡15g	黄芩15g	党参30g
熟地黄20g	麦冬15g	山药30g
牡丹皮15g	五味子10g	山茱萸20g
炙甘草5g	百合30g	葶苈子30g
酸枣仁30g		

共7剂，日1剂，水煎服。

医嘱： 清淡饮食，调畅情志，适当运动。

二诊： 2019年6月28日。

刻下见： 睡眠较差，早醒，醒后难再次入睡，胃纳一般，疲劳乏力，四肢麻木，下肢偶见瘙痒，舌质红，脉弦。

体征及辅助检查： 2019年5月31日血肌酐88μmol/L，尿酸663μmol/L。

中医诊断： 尿浊（脾肾亏虚证）。

西医诊断： IgA肾病。

辨病辨证分析： 患者年老体衰，脾肾俱虚，脾主四肢，脾虚而气血生化乏源，四肢不润，故见疲劳乏力、四肢麻木、瘙痒；肾虚则气化无力，故见尿浊；阴阳不交，故见眠差。舌红，脉弦，四诊合参，辨证为脾肾亏虚。

治法： 健脾补肾，泄浊解毒。

方药： 肾病Ⅲ号方。

海藻30g	黄芪30g	丹参20g

熟地黄 20g	煅牡蛎 30g	鱼腥草 30g
荆芥穗 10g	荷叶 10g	百合 15g
葶苈子 15g	何首乌 30g	苦杏仁 10g
桃仁 10g	白茅根 30g	神曲 15g
法半夏 10g		

共7剂，日1剂，水煎服。

疾病证候转归：患者服药后自觉蛋白尿未见明显改善，本次就诊时伴随症状见肢体麻木等，结合患者慢性肾衰竭的病史，综合考虑，改用肾病Ⅲ号方以泄浊解毒。

三诊：2019年8月16日。

刻下见：蛋白尿较前稍减轻，左上肢乏力，睡眠可，大便正常，夜尿稍多，舌质红，脉弦滑。

体征及辅助检查：2019年8月5日查肾功能示肌酐103μmol/L，尿酸533μmol/L。

中医诊断：尿浊（肝肾亏虚证）

西医诊断：IgA肾病

辨病辨证分析：患者以蛋白尿为主症，辨病为尿浊；患者年老体衰，肾虚则气化固摄无力，故见尿浊、夜尿增多；气虚则见上肢乏力。

治法：补肾泄浊。

方药：痛风汤加减。

百合 30g	苦杏仁 10g	桃仁 10g
茵陈 10g	桑叶 20g	黄柏 10g
薏苡仁 30g	牛膝 30g	山药 30g
赤芍 10g	炒苍术 10g	车前子 30g
金钱草 30g	白茅根 30g	炙甘草 5g

共7剂，日1剂，水煎服。

疾病证候转归：患者服药后蛋白尿减少，本次就诊时肌酐、尿酸升高，急则治其标，故予痛风汤加入补肾气、泄浊之药治之。

按：本案为 IgA 肾病，先用小生六汤扶正培本，继用肾病 Ⅲ 号方泄浊解毒，再用痛风汤降尿酸，此即所谓抓主要矛盾，分阶段施治。

（彭伟航　罗仁）

十一、遗精

黄某，男，30 岁。

初诊： 2019 年 4 月 19 日。

主诉： 遗精 2 年。

刻下见： 遗精频作，每周 2 次，每月 7～8 次，精神疲倦，乏力，腰酸不适，眠差，胃纳尚可，二便正常，舌质红，苔黄，脉弦细。

体征及辅查： 心肺腹检查未见明显异常。

中医诊断： 遗精（肝肾亏虚证）。

西医诊断： ①遗精；②疲劳综合征。

辨病辨证分析： 患者以遗精为主症，中医辨病为遗精。肾为封藏之本，受五脏六腑之精而藏之。《诸病源候论》指出："肾气虚损，不能藏精，故精漏失。"肝肾内寄相火，肾精涵育则相火安位。肝肾亏虚，虚火扰动精室，则为遗精；腰为肾之外府，肾精不足，腰膝失养，则腰酸不适；阴虚则热，虚热上扰，故见眠差。舌质红，苔黄，脉弦细，四诊合参，辨证为肝肾亏虚。

治法： 滋补肝肾，益气摄精。

方药： 小生六汤加减。

柴胡 15g	黄芩 15g	党参 30g
熟地黄 20g	麦冬 15g	山药 30g
牡丹皮 15g	五味子 10g	酒茱萸 20g
炙甘草 5g	金樱子 30g	枸杞子 30g
桂枝 10g	煅牡蛎 30g	

共 7 剂，日 1 剂，水煎至 200ml，早晚分服。

二诊： 2019 年 4 月 26 日。

刻下见： 仍精神不振，腰酸症减，咽干口燥，遗精频次减少，舌质红，苔黄，脉弦细。

诊断、辨病辨证分析、治法：同前。

方药：小生六汤加减。

柴胡15g	黄芩15g	党参30g
熟地黄20g	麦冬15g	山药30g
牡丹皮15g	五味子10g	酒萸萸20g
炙甘草5g	枸杞子30g	煅牡蛎30g

共7剂，日1剂，水煎至200ml，早晚分服。

疾病证候转归：患者服药后腰酸症减，遗精减少，前方有效。但患者本次就诊时诉咽干口燥，考虑为肝肾阴虚、津不上润所致，上方去桂枝、金樱子以减其温热。

按：遗精频作，其治在肾，故以小生六汤加金樱子、煅牡蛎涩精止遗；同时应配合心理疏导，加强运动，节制进食燥烈之品。

（韩双双　罗仁）

十二、阳痿

李某，男，35 岁。

初诊： 2021 年 10 月 8 日。

主诉： 性功能减退 1 年余。

现病史： 患者 1 年前无明显诱因出现勃起功能障碍，早泄，余未诉不适，纳眠可，二便调，舌淡红，有齿印。

既往史： 无特殊。

中医诊断： 阳痿（脾肾两虚证）。

西医诊断： 性功能障碍。

辨病辨证分析： 患者以勃起功能障碍为主要表现，中医辨病属"阳痿"范畴。阳痿病因常有禀赋不足、劳伤久病、七情失调、过食肥甘、湿热内侵等。其基本病理变化为肝、肾、心、脾受损，经络空虚或经络失畅，导致宗筋失养而成。舌淡红，有齿印，四诊合参，辨为脾肾两虚证。

治法： 补益脾肾。

方药： 小生六汤加味。

柴胡 15g	黄芩 15g	党参 30g
熟地黄 20g	麦冬 15g	山药 30g
牡丹皮 15g	五味子 10g	酒萸黄 20g
炙甘草 5g	金樱子 30g	枸杞子 30g

共 7 剂，日 1 剂，水煎至 200ml，早晚两次分服。

二诊： 2021 年 10 月 22 日。

刻下见： 病情稳定，症状有所改善。睡眠改善，舌淡红，有齿印，苔薄黄，脉弦细。

诊断、治法： 同前。

方药： 小生六汤加味。

柴胡 15g	黄芩 15g	党参 30g

熟地黄 20g	麦冬 15g	山药 30g
五味子 10g	酒萸萸 20g	炙甘草 5g
金樱子 30g	枸杞子 30g	黄芪 30g
盐菟丝子 30g	荷叶 10g	煅牡蛎 30g

共 7 剂，日 1 剂，水煎至 200ml，分早晚两次服用。

医嘱： 保持健康的生活方式，作息规律，饮食有节，节制房事，适当减重，适度运动，戒烟戒酒，树立信心，保持积极乐观的情绪。

按： 阳痿的病机复杂，涉及脏腑广泛，包括肝、肾、心、脾等，不可简单从肾一概而治；更与情志相关，故也应注意调畅情志。阳痿病程常常迁延日久，治疗以恢复宗筋气血正常运行为主要目的。治当辨脏腑、虚实、寒热、阴阳，实证以治肝为主，如湿热下注者宜清热利湿，肝气郁结者宜疏肝理气，宗筋脉络瘀滞者宜活血通络，惊恐伤肾者宜益肾宁神；虚证治以心、脾、肾为主，如命门火衰者当温肾填精，阴精亏虚者当滋阴养筋，心脾两虚者当健脾养心。阳痿早期单纯由命门火衰所致者并不多见，治疗切勿滥用补肾壮阳等温燥之品，以免肝肾阴伤，内生燥热。

（李晓文　罗仁）

十三、腹胀

案一

许某莲，女，52岁。

初诊： 2019年8月12日。

主诉： 反复腹胀3年，加重伴胃脘疼痛2月。

现病史： 患者3年来时有腹部胀满不适，近2月来腹胀加重，伴胃脘疼痛，尤以空腹痛甚，嗳气反酸，咽干口苦，无恶心、呕吐、黑便等。

刻下见： 腹胀，胃脘不适，嗳气反酸，咽干口苦，胃纳差，睡眠欠佳，二便正常，舌红，苔黄，脉弦。

体征及辅助检查： 2018年2月22日胃镜示慢性浅表性胃炎伴糜烂。

既往史： 患者既往有轻度抑郁。

中医诊断： 腹胀（肝胃不和证）。

西医诊断： 慢性浅表性胃炎。

辨病辨证分析： 患者以腹部胀满，加重伴胃脘疼痛不适为主症，中医辨病属于"腹胀"范畴。患者为中年女性，素体忧思多虑，气郁伤肝，肝气郁结，横逆犯胃，以致气机阻滞，发为腹胀，胃失和降而胃脘疼痛；肝疏泄失职，胃和降不顺，则嗳气反酸、口苦纳差。舌质红，苔黄，脉弦，四诊合参，辨证为肝胃不和。

治法： 疏肝理气，健脾和胃。

方药： 罗氏治胃汤加减。

茯苓15g	白术15g	党参30g
炒神曲10g	柴胡15g	黄芩15g
厚朴10g	法半夏10g	陈皮10g
砂仁10g^{后下}	山药20g	炙甘草5g
炒枳壳10g	炒稻芽10g	炒麦芽10g

共7剂,日1剂,水煎早晚分服。

医嘱: ①清淡饮食;②调畅情志;③按时服药;④定期复诊。

按: 慢性胃炎多为肝胃不和,治胃汤主之;纳呆者加谷芽、麦芽,可顾护胃气也。

(韩双双 罗仁)

案二

洪某玲,女,38岁。

初诊: 2021年8月20日。

主诉: 胃胀、呃逆2月。

现病史: 患者2月前出现胃胀、呃逆,无腹痛,伴胸闷、气短,咽部不适,平素怕热,耳鸣,大便难,小便正常。

刻下见: 胃胀、呃逆、胸闷、气短,咽部不适,耳鸣,大便难,小便正常,舌淡红,边有齿印,中有裂纹,脉弦细。

既往史: 无特殊。

中医诊断: 胃痞(肝胃不和证)。

西医诊断: 慢性胃炎。

辨病辨证分析: 患者为青年女性,以胃胀为主要症状,中医辨证属"胃痞"范畴。胃痞,又称痞满,是指以自觉心下痞塞,触之无形,按之柔软,压之无痛为主要症状的病证。胃主受纳、腐熟水谷,其气以降为顺,不宜郁滞,而胃气郁滞,则见胃部胀满;胃失和降,则见呃逆、大便难;脾胃虚弱,气血生化之源不足,不能上荣清窍,则发为耳鸣;肝主疏泄,其气主生发,喜调达而恶抑郁,能协调脾胃的气机升降,肝气郁滞,则见胸闷、咽部不适。结合舌脉,辨为肝胃不和证。又因患者平素怕热、气短,兼气阴两虚,治疗时可酌情加益气养阴清热之品。

治法: 疏肝和胃。

方药: 罗氏治胃汤加减。

柴胡 15g	黄芩 15g	党参 15g
陈皮 10g	法半夏 10g	制厚朴 10g
茯苓 15g	白术 15g	建曲 10g
砂仁 5g^{后下}	炙甘草 5g	制何首乌 20g
枳实 10g	白芍 10g	百合 30g

共7剂，日1剂，水煎至200ml，分早晚两次服用。

方中六君子汤益气健脾、燥湿化痰，小柴胡汤升清降浊，制厚朴下气除满，砂仁化湿开胃，建曲和胃消食，制何首乌补益肝肾、润肠通便，枳实化痰除痞，白芍养血敛肝，百合养阴清心除烦。

医嘱： ①忌食辛辣食物；②门诊随诊。

疾病证候转归： 患者病情稳定好转。

按： 罗氏治胃汤主治肝胃不和、痰湿中阻之胃痞、胃痛，主要表现为心下痞满、胃脘胀痛、舌苔厚腻等。

（李晓文　罗仁）

十四、胃痛

吴某英，女，74岁。

初诊： 2019年8月12日。

主诉： 胃脘不适1年余。

现病史： 患者1年余来反复胃脘部隐痛、胀闷不适，食欲减退，口苦，咽干，偶有烦热，无恶心、呕吐、反酸、黑便等。

刻下见： 胃脘隐痛，纳差，口苦咽干，烦热，睡眠一般，二便正常，舌质红，少苔，脉弦细。

体征及辅助检查： 2019年8月2日电子胃镜示慢性浅表性胃炎。

既往史： 无特殊。

中医诊断： 胃痛（胃阴不足证）。

西医诊断： 慢性浅表性胃炎。

辨病辨证分析： 患者以胃脘隐痛不适为主症，中医辨病属"胃痛"范畴。患者为老年女性，素体脾胃虚弱，更兼嗜食肥甘厚味，积热于内，化火伤阴，以致胃气郁滞，胃失和降，不通则痛，则见胃脘隐痛、胀闷不适；阴液不足，则见烦热；津液不能上承，则见咽干口苦。舌红，少苔，脉细，四诊合参，辨证为胃阴不足证。

治法： 养阴益胃，和中止痛。

方药： 罗氏治胃汤加减。

茯苓15g	白术15g	党参30g
炒神曲10g	柴胡15g	黄芩15g
厚朴10g	法半夏10g	陈皮10g
砂仁10g^{后下}	山药20g	炙甘草5g

共7剂，日1剂，水煎至200ml，早晚分服。

医嘱：①清淡饮食，多饮水；②按摩腹部；③按时服药；④定期复诊。

按：胃脘痛，从肝胃治之，罗氏治胃汤主之。

（韩双双　罗仁）

十五、头痛

案一

沈某红，女，38岁。

初诊：2019年8月8日。

主诉：经期前头痛3年。

现病史：患者诉每次月经前1周出现头痛，失眠，伴口干，面色苍白。

刻下见：患者精神可，头痛，失眠，疲劳乏力，舌淡红，少苔，脉细。

中医诊断：头痛（气血两虚证）。

西医诊断：头痛。

辨病辨证分析：患者以经前期头痛为主要表现，中医辨病属"头痛"范畴。经前血海充盈不足，气血亏虚，无以养荣头面，故经前头痛不适；阴血不足，无以养神，则疲劳乏力、失眠；阴血不足，无以养荣头面，则面色苍白；舌淡红，脉细皆为气血两虚之征象，辨证为气血两虚证。

治法：益气养血止痛。

方药：小生六汤加减。

山药30g	党参30g	炙甘草5g
麦冬15g	酒萸萸20g	醋五味子10g
北柴胡15g	黄芩15g	牡丹皮15g
熟地黄20g	炒酸枣仁30g	天麻10g
益母草30g	川芎10g	

共7剂，日1剂，水煎服。

疾病证候转归：患者服药后症状缓解，无头痛，此后连续3个月经周期前1周服用中药，头痛有所缓解。

按：经前头痛有肝郁脾虚、气血亏虚诸证。该患者伴有疲劳乏力，面色无华，舌淡脉细，当为气血两虚证，治以益气养血，以小生六汤加减治之，方中生脉散（麦冬、党参、五味子）及炒酸枣仁安神，加益母草调经，天麻、川芎治头晕头痛。连续3个月经周期前（头痛发作前）用药，服药后即月经至而通畅且无头痛。标本兼治，于头痛未发作、月经未至之时治之，也是临床"治未病"之义。

（翁广健　罗仁）

案二

刘某权，男，63岁。

初诊：2019年8月8日。

主诉：头痛反复发作30余年。

刻下见：头痛发作时欲吐，口干，便秘，汗多，疲劳乏力，舌淡红，脉弦。

体征及辅助检查：患者神志清楚，无天旋地转感，无视野黑矇，神经系统病理征未引出。

中医诊断：头痛（气阴两虚证）。

西医诊断：头痛。

辨病辨证分析：患者以反复头痛为主要表现，中医辨病属"头痛"范畴。患者久病迁延，清窍失养，局部脉络瘀滞不通，则头痛反复；阴血不足，无以滋养肝肾，肝阳偏亢，横犯脾土，则时时欲吐；肝肾阴虚，则口干；肠道失于濡养，传导失职，则便秘；气虚，则疲惫无力。舌淡红，脉弦皆为气阴两虚之征象。

治法：益气养阴，活血止痛。

方药：小柴胡汤合生脉散。

党参30g	红花5g	法半夏10g
麦冬15g	醋五味子10g	北柴胡15g

黄芩15g   姜厚朴10g   白芍15g

天麻15g   川芎10g   黄连3g

百合20g   甘草5g   制何首乌30g

桑叶10g

共7剂，日1剂，水煎服。

疾病证候转归：患者服药1周后头痛减缓，连续服药4周，头痛乃止。

按：患者长期头痛，反复发作，为气阴两虚证，以小柴胡合生脉散加天麻、川芎祛风止痛，加百合养心安神。

（翁广健　罗仁）

十六、眩晕

案一

陈某昌，男，47 岁。

初诊： 2019 年 1 月 18 日。

主诉： 头晕 1 年余。

现病史： 患者 1 年余前无明显诱因下出现头晕，无头痛，无恶心呕吐，运动后头晕症状加重，心慌心悸。

刻下见： 头晕，易心慌心悸，怕热，无头痛，无恶心呕吐，胃纳可，睡眠可，二便调，舌质红，苔白，脉弦细。

体征及辅助检查： 血压 137/86mmHg。臂丛神经牵拉试验阴性。

既往史： 高血压、痔疮 10 余年。

中医诊断： 眩晕（肝肾亏虚证）。

西医诊断： ①眩晕；②高血压；③痔疮。

辨病辨证分析： 患者为中年男性，头晕 1 年余，中医辨病属"眩晕"范畴。患者高血压病久，肝肾亏损，精血不足，气血不能上充濡养心脑，则见头晕、心悸；运动后心慌心悸往往是心气不足，心血不足以灌注心脉的表现；怕热、舌红、脉弦细均为阴亏之象。四诊合参，辨证为肝肾亏虚证。

治法： 补益肝肾。

方药： 小生六汤加减。

柴胡 10g	百合 30g	黄芩 15g
党参 30g	麦冬 15g	醋五味子 10g
厚朴 10g	丹参 15g	法半夏 10g
何首乌 30g	荷叶 10g	白芍 15g

共 14 剂，日 1 剂，水煎至 400ml，早晚两次分服。

医嘱：①适寒温；②不宜劳累；③门诊随诊。

二诊：2019年3月22日。

刻下见：头晕，心悸明显，汗出，舌淡红，苔薄黄，脉弦。

体征及辅助检查：血压131/85mmHg。

诊断、辨病辨证分析、治法：同前。

方药：小生六汤加减。

黄芩15g	党参30g	熟地黄20g
麦冬15g	山药30g	牡丹皮15g
五味子10g	山茱萸20g	炙甘草5g
煅龙骨20g	煅牡蛎20g	柴胡15g
丹参20g		

共7剂，日1剂，水煎400ml，分早晚两次服。

患者二诊时心悸明显，急则治标，故在上方的基础上，更侧重于镇心安神，加煅龙骨、煅牡蛎，并加山茱萸以增强补益肝肾之功。

医嘱：①不宜劳累；②门诊随诊。

按："无风不作眩""诸风掉眩，皆属于肝"，临床治疗慢性眩晕，可用小生六汤治之。患者初诊以头晕为主，方中加荷叶以升发清阳；二诊心悸症状明显，急则治标，缓则治本，故用药侧重镇心安神，加用煅龙骨、煅牡蛎。

（徐良沃　罗仁）

案二

周某勋，男，43岁。

初诊：2019年2月15日。

主诉：晨起头晕、眼花2年余。

现病史：患者2年余前出现头晕眼花。

刻下见：患者神清，精神稍倦，头晕眼花，无头痛、恶心呕吐等不适，纳眠可，二便调，舌淡胖，有齿印，脉弦细。

体征及辅助检查： 心肺腹查体未见明显异常。

既往史： 既往有慢性咽炎病史、鼻窦炎病史、反复肠胃炎病史；有高血压病史，服用苯磺酸左旋氨氯地平治疗，血压控制情况不详。

中医诊断： 眩晕（肝肾亏虚证）。

西医诊断： 疲劳综合征。

辨病辨证分析：《灵枢·口问》曰："故上气不足，脑为之不满，耳为之苦鸣，头为之苦倾，目为之眩。"患者以头晕、眼花为主要表现，中医辨病属"眩晕"范畴。《诸病源候论》亦曰："风头眩者，由血气虚，风邪入脑，而引目系故也。"患者平素劳累过度，耗伤气血，气血亏虚，清窍失养，发为眩晕。四诊合参，辨证为肝肾亏虚。

治法： 益气养阴，补益肝肾。

方药： 小生六汤加味。

党参 30g	山药 30g	百合 30g
熟地黄 20g	酒茱萸 20g	黄芩 15g
麦冬 15g	牡丹皮 15g	柴胡 15g
醋五味子 10g	陈皮 10g	天麻 10g
炙甘草 5g		

共7剂，日1剂，水煎至400ml，分早晚两次温服。

医嘱： ①劳逸结合，注意休息，保证充足睡眠；②适当体育锻炼，增强体质；③饮食有节，清淡饮食，少食肥甘辛辣之品；④调节情志，保持心情愉悦。

二诊： 2019年5月31日。

刻下见： 仍有头晕，目涩，畏光，无恶心呕吐等不适，喜食热饮，进食生冷后腹泻，腰膝酸冷，睡眠可，舌淡红，苔白腻，脉弦。

中医诊断： 眩晕（脾肾阳虚证）。

西医诊断： 疲劳综合征。

辨病辨证分析： 患者肝肾不足，肾主骨，腰为肾之府，肾虚则骨骼失养，故腰膝酸软；本次就诊见喜食热饮，进食生冷后腹泻，此为脾肾阳虚的表现。舌淡红，苔白腻，脉弦，四诊合参，辨证为脾肾阳虚。

治法：温补脾肾，益气化湿。

方药：小生六汤加味。

柴胡 15g	菊花 15g	黄芩 15g
党参 15g	白芍 15g	苍耳子 10g
桂枝 10g	白术 10g	香附 10g
法半夏 10g	熟地黄 20g	山茱萸 20g
山药 30g	煅牡蛎 30g	红花 5g
炙甘草 5g		

共 7 剂，日 1 剂，水煎至 400ml，分早晚两次温服。

疾病证候转归：患者久病耗伤气血，损及脾肾，脾肾阳虚，故见喜热饮、进食生冷后腹泻，治宜温补脾肾、益气化湿。

按：初诊时辨证为肝肾阴虚，予小生六汤加天麻治之。3 个月后复诊时见患者喜热饮，进食生冷后腹泻，考虑脾肾阳气受损，辨证为脾肾阳虚，治宜温补脾肾、益气化湿，治予小生六汤加桂枝、白术。故证候不同，用药也有异！

（谢丽芬　罗仁）

十七、中风

陈某泉，男，63岁。

初诊： 2019年1月4日。

主诉： 认知功能下降2月余。

现病史： 患者2月余前发现脑积水，于外院行手术治疗，术后评估认知功能下降，肢体活动不利。

刻下见： 患者神清，可对答，反应稍迟钝，肢体活动不利，手足麻木，尿失禁，胃纳差，眠可，大便正常，舌质红，苔白微腻，花剥苔，脉缓。

体征及辅助检查： 患者行走缓慢不畅。

既往史： 结核性脑膜炎病史、脑积水病史。

中医诊断： 中风（气虚血瘀证）。

西医诊断： ①脑积水术后；②结核性脑膜炎。

辨病辨证分析： 患者脑积水，认知功能下降，行走不利，中医辨病属"中风"病后。患者脑积水术后正气亏虚，不能行血，脉络瘀阻，筋脉肌肉失去濡养，故肢体活动不利，手足麻木，加之气虚失于固摄，故见遗尿失禁；舌红，苔白微腻，花剥苔，脉缓而无力为气虚血瘀之象，因虚致瘀。四诊合参，可辨为气虚血瘀证。

治法： 补气活血。

方药： 小生六汤加减。

黄芪15g	荷叶10g	神曲10g
党参30g	熟地黄20g	麦冬15g
山药30g	牡丹皮15g	五味子10g
山茱萸20g	炙甘草5g	金樱子30g
天麻10g	石菖蒲15g	川芎5g
山楂15g	柴胡15g	

共14剂，日1剂，水煎至400ml，分早晚两次服。

方中党参补益脾肺、益气生津，熟地黄滋阴益肾、填精益髓、山药气阴双补、山茱萸补益肝肾、收敛固涩，与熟地黄相伍，麦冬养阴清热，五味子酸温敛阴，佐以牡丹皮、黄芩清热凉血燥湿，炙甘草益气补脾、调和诸药，加以金樱子涩精止遗，天麻行头目清窍，石菖蒲益智醒神而开窍，山楂开中焦脾胃以益后天之源。

医嘱：①注意休息；②出行需留陪人；③门诊随诊。

二诊：2019年1月18日。

刻下见：头晕，头部隐痛，胃纳差，无咳嗽、口干、潮热、盗汗，精神可，眠可，二便调，舌淡红，苔薄白，脉缓。

诊断、辨病辨证分析、治法：同前。

方药：小生六汤加减。

黄芩15g	荷叶10g	神曲10g
党参30g	熟地黄20g	麦冬15g
山药30g	牡丹皮15g	五味子10g
山茱萸20g	炙甘草5g	金樱子30g
天麻10g	石菖蒲15g	川芎5g
山楂15g	柴胡15g	

共14剂，日1剂，水煎至400ml，分早晚两次服。

疾病证候转归：患者尿失禁症状好转，精神较前恢复，继续予上方治疗巩固。

三诊：2019年3月22日。

刻下见：时有头晕，无发热，胃纳可，眠可，大便正常，小便无力，舌淡红，苔薄白，脉弦缓。

诊断、辨病辨证分析、治法：同前。

方药：小生六汤加减。

黄芩15g	党参30g	熟地黄20g
麦冬15g	山药30g	牡丹皮15g
五味子10g	山茱萸20g	炙甘草5g

天麻 10g   川芎 10g   黄芪 30g

荷叶 10g   柴胡 15g

共 14 剂，日 1 剂，水煎 400ml，分早晚两次服。

患者胃纳正常，中焦脾胃已开，神曲、山楂可减；小便无力，遂在上方中加入黄芪补气，气行则可推动津液运行。

按：本案患者为脑积水手术后，术后气虚气瘀，治宜益气活血，予小生六汤加天麻、石菖蒲、川芎之属治之。

（徐良沃　罗仁）

十八、腰痛

代某刚,男,41岁。

初诊:2019年8月15日。

主诉:腰痛1月。

刻下见:患者1月前无明显诱因出现腰骶部酸痛,无明显活动受限,二便正常,睡眠欠佳,舌红,脉弦。

体征及辅助检查:腰部有叩击痛。

中医诊断:腰痛(阴虚证)。

西医诊断:腰痛查因。

辨病辨证分析:患者以腰痛为主要表现,属"腰痛"的范畴;腰为肾之府,络脉不通,肾精生化不足,则腰骶部酸痛;阴不化阳,阴阳失调,心火偏旺,则睡眠不安;舌红,脉弦系阴虚之征象。

治法:滋阴固肾安神。

方药:柴胡生脉散加减化裁。

党参30g	丹参15g	法半夏10g
麦冬15g	柴胡15g	黄芩15g
姜厚朴10g	五味子10g	白芍15g
菟丝子30g	茵陈30g	桑叶10g
炙甘草5g		

共7剂,日1剂,水煎服。

医嘱:门诊随访。

疾病证候转归:服药1周后,腰痛缓解,睡眠好转,继用上方巩固疗效。

按:腰为肾之外府,故腰部酸痛多从肾论治。中年腰痛多与劳倦过度有关,由腰痛而导致睡眠障碍,可互为因果,故用补肾壮腰(菟丝子)配合安神(五味子)、活血(丹参)治之,往往相得益彰。肾者主水而藏精，肾虚则腰部酸痛，不能固摄小便而尿频，柴胡生脉散加金樱子、枸杞子、菟丝子等药治之。

（翁广健 罗仁）

十九、痹病

案一

曾某淮，男，51岁。

初诊： 2018年10月26日。

主诉： 反复双下肢足趾关节疼痛、肿胀5年余。

现病史： 患者反复双下肢足趾关节疼痛、肿胀5年余，外院诊断为"痛风"，间断服用非布司他片治疗（具体不详）。

刻下见： 关节无疼痛，纳眠可，大便正常，夜尿2次/日，舌淡红，脉缓。

体征及辅助检查： 双下肢足趾关节轻度肿胀，无触痛。2018年8月17日外查肾功能提示肌酐148μmol/L；泌尿系统彩超提示右肾偏小，右肾囊肿，左肾结石。

中医诊断： 痹病（湿热阻络）。

西医诊断： ①痛风性关节炎；②慢性肾衰竭；③左肾结石。

辨病辨证分析： 患者就诊以反复关节痛、肿胀为主要表现，中医辨病属"痹病"范畴。患者平素嗜食肥甘之品，湿热内生，久阻脉络，故见关节疼痛、肿胀；湿热日久，煎熬水液，日积月累，聚为砂石，故见石淋。四诊合参，辨证为湿热阻络证。

治法： 清热通络，利尿通淋。

方药： 肾病Ⅲ号方加味。

海藻 30g	黄芪 30g	熟地黄 20g
煅牡蛎 30g	丹参 20g	鱼腥草 30g
荆芥穗 10g	荷叶 10g	百合 15g
葶苈子 15g	制何首乌 30g	金钱草 30g
苦杏仁 15g	桃仁 5g	

共7剂，日1剂，水煎至400ml，分早晚两次温服。

医嘱： ①低嘌呤饮食，多饮水；②适当增加运动量；③定期检测尿酸。

二诊： 后患者多次门诊复诊，关节疼痛及肿胀有所缓解。

体征及辅助检查： 2018年11月30日复查肾功能提示肌酐99μmol/L、尿酸331μmol/L；泌尿系彩超提示双肾稍小，右肾囊肿，左肾结石（大小约8mm×4mm）。

诊断、辨病辨证分析： 同前。

治法： 清热利湿，通淋排石

方药：

（1）罗氏排石汤加减

黄芪30g	生地黄10g	乌药10g
怀牛膝15g	金钱草30g	海金沙15g
滑石30g	冬葵子20g	车前子15g
槟榔15g	炙甘草5g	荷叶15g
白茅根15g	百合30g	苦杏仁10g
桃仁5g		

共7剂，日1剂，水煎400ml，分早晚两次温服。

（2）肾病Ⅲ号方加味

海藻30g	黄芪30g	熟地黄20g
煅牡蛎30g	丹参20g	鱼腥草30g
荆芥穗10g	荷叶10g	百合15g
葶苈子15g	制何首乌30g	

共7剂，日1剂，水煎400ml，分早晚两次温服。

注：（1）（2）方分开服用，单日服用（1）方，双日服用（2）方。

按： 本案患者就诊主诉为反复关节疼痛，本病最开始为血尿酸升高，后进一步发展形成肾结石，再到痛风性关节炎，出现肾功能损害。临床上先以肾病Ⅲ号方护肾解毒治疗一段时间；再以罗氏排石汤治疗肾结石；后以二方分单、双日（单日用罗氏排石汤排石，双日用肾病Ⅲ号方保护肾功能）治疗以巩固疗效。

（谢丽芬　罗仁）

案二

闫某洋，男，43岁。

初诊：2018年11月16日。

主诉：双膝关节反复疼痛酸软6年余。

现病史：患者6年前无明显诱因出现双膝关节疼痛酸软，于外院就诊发现尿酸升高，曾服用非布司他片等药物，症状反复，病情控制一般，发作时疼痛剧烈，现至我院就诊寻求中医药治疗。

刻下见：双膝关节酸软，精神可，纳眠可，二便调，舌淡红，苔薄白，脉弦细。

体征及辅助检查：双膝关节未见明显红肿，无明显压痛；手指、脚趾未见痛风石形成。2018年11月查尿酸600μmol/L。

既往史：无特殊。

中医诊断：痹病（湿热阻络证）。

西医诊断：痛风性关节炎。

辨病辨证分析：患者以双膝关节反复疼痛、酸软为主症，中医辨病属"痹病"范畴。痹病为正气不足，风、寒、湿、热等外邪侵袭人体，痹阻经络，气血运行不畅所致，以肌肉、筋骨、关节疼痛、麻木、重着、屈伸不利，甚至关节肿大灼热为主要临床表现。湿为阴邪，湿性黏着，可致关节酸软沉重，病程日久不愈；热为阳邪，常见患处疼痛剧烈。患者为中年男性，体形中等，多为实证。四诊合参，可辨为湿热阻络证。

治法：清热利湿通络。

方药：罗氏痛风汤加味。

百合30g	黄柏10g	薏苡仁30g
牛膝30g	山药30g	赤芍10g

145

苍术10g	车前子30g	金钱草30g
白茅根30g	炙甘草5g	白术20g
苦杏仁10g		

共7剂，日1剂，水煎400ml，分早晚两次服。

方中以黄柏为君药，寒以胜热，苦以燥湿，善除下焦之湿热；苍术、薏苡仁、白术健脾燥湿除痹；牛膝活血通络，引药下行；赤芍凉血活血；车前子、金钱草、白茅根清热利水；苦杏仁宣通肺气以通调水道；山药益气养阴；加以炙甘草调和诸药；百合为治疗痛风之经验用药。

医嘱： ①多饮水，多运动；②清淡饮食，忌食动物内脏、海鲜、啤酒、豆制品；③门诊随诊。

二诊： 2018年11月30日。

刻下见： 双膝关节暂无疼痛，酸软感不明显，小便时有尿不尽感，大便正常，纳眠可，舌尖红，苔薄黄，脉弦细。

诊断： 同前。

辨病辨证分析： 患者湿热阻络，流注下焦，膀胱气化失司，可致小便淋漓不尽，辨证同前。

治法： 清热利湿通络。

方药： 罗氏痛风汤加减。

百合30g	黄柏10g	薏苡仁30g
牛膝30g	山药30g	赤芍10g
苍术10g	车前子30g	金钱草30g
白茅根30g	炙甘草5g	苦杏仁10g
桃仁10g	荷叶15g	

共7剂，日1剂，水煎400ml，分早晚两次服。

疾病证候转归： 患者膝关节无明显疼痛，痛风暂未发作，酸软感较初诊减轻，但新有小便淋漓不尽之感，责之于湿热下注。患者病程日久，久病多瘀，在原方基础上减去白术，加桃仁活血化瘀，荷叶清热利尿。

三诊： 2018年12月14日。

刻下见： 双膝关节暂无疼痛酸软，仍有尿不尽感，精神可，纳眠可，舌质红，苔白，脉弦细。

诊断、辨病辨证分析：同前。

治法：清热通络，补益肝肾。

方药：小生六汤加减。

黄芩15g	党参30g	熟地黄20g
麦冬15g	山药30g	牡丹皮15g
五味子10g	山茱萸20g	炙甘草5g
金樱子30g	桂枝10g	柴胡15g

共7剂，日1剂，水煎400ml，分早晚两次服。

患者本次复诊以小便淋漓不尽之感为主症，急则治标，前方效果不明显，易为小生六汤。方中熟地黄、山药、山茱萸补益肝肾，取"六味地黄丸"三补之意；牡丹皮泻之，加以黄芩清热利湿；党参益气，麦冬养阴；辅以金樱子、五味子收敛固涩；桂枝温通经脉，柴胡行气舒郁；炙甘草调和诸药。

四诊：2018年12月21日。

刻下见：双膝关节暂无疼痛酸软，小便淋漓不尽感明显减轻，精神可，纳眠可，舌淡红，苔白，脉弦细。

体征及辅助检查：2018年12月21日查肝肾功能示肌酐118μmol/L、尿酸506μmol/L。

诊断、辨病辨证分析：同前。

治法：清热通络，补益肝肾。

方药：小生六汤加减。

黄芩15g	党参30g	熟地黄20g
麦冬15g	山药30g	牡丹皮15g
五味子10g	山茱萸20g	炙甘草5g
金樱子30g	桂枝10g	柴胡15g
苦杏仁10g		

共7剂，日1剂，水煎400ml，分早晚两次服。

患者症状大减，原方基本不变，加苦杏仁以宣通肺气、通调水道。

按：痛风引起的关节痛，仍从痹病论治，湿热内蕴多见，痛风汤主之。后复诊时未见痛风发作，以小便淋漓不尽之感为主症，急则治标，前方不效，及时改为小生六汤加减治之。临床辨证用法应灵活，不需拘泥于一法。

（徐良沃　罗仁）

案三

黎某珍，女，45岁。

初诊：2019年4月26日。

主诉：晨起手指僵硬、疼痛1年余。

现病史：患者1年前无明显诱因出现晨起手指僵硬、疼痛，于外院诊断为类风湿性关节炎，具体治疗不详。

刻下见：手指指间关节及掌指关节肿胀、疼痛，活动不利，无灼热感，晨起尤甚，畏寒肢冷，纳眠尚可，二便正常，舌质红，苔薄黄，脉细。

体征及辅助检查：心肺腹查体未见明显异常。

既往史：无特殊。

中医诊断：痹病（肝肾亏虚证）

西医诊断：类风湿性关节炎

辨病辨证分析：患者以晨起手指僵硬、疼痛为主症，中医辨病属"痹病"范畴。患者为中年女性，长期寒湿劳作，风寒湿邪侵袭，发为痹病。痹病日久不愈，耗气伤血，损及脏腑，肝肾不足。肝主筋，肾主骨，肝肾亏虚，则关节疼痛；筋骨失养，则屈伸不利；肝肾不足，气血亏虚，寒凝经脉，则见畏寒肢冷。舌质红，苔薄黄，脉细，四诊合参，辨证为肝肾亏虚。

治法：滋补肝肾，舒筋止痛。

方药：三术汤加减。

白术15g	苍术10g	莪术10g

黄芪 30g	桂枝 10g	白芍 10g
知母 20g	黄柏 10g	煅牡蛎 30g
炙甘草 10g		

共 14 剂，日 1 剂，水煎服。

二诊： 2019 年 5 月 17 日。

刻下见： 手指小关节疼痛减轻，左耳时有耳鸣，舌质红，苔薄黄，脉细。

诊断、辨病辨证分析、治法： 同前。

方药： 三术汤加减。

白术 15g	苍术 10g	莪术 10g
黄芪 30g	桂枝 10g	白芍 10g
知母 20g	黄柏 10g	煅牡蛎 30g
石菖蒲 15g	鸡血藤 20g	炙甘草 10g

共 14 剂，日 1 剂，水煎服。

疾病证候转归： 前方以三术汤治疗痹病，服药 2 周后，疼痛减轻，颇见成效，续守前方。痹病日久，酌情加鸡血藤增强舒筋活络之功，又因患者耳鸣，加石菖蒲散寒除痹、开窍明耳目。

三诊： 2019 年 7 月 5 日。

刻下见： 病情稳定好转，手指关节无明显僵硬、疼痛，左耳时有耳鸣，偶有咳嗽、咽痒，无发热，胃纳可，睡眠可，二便正常，舌质红，苔薄黄，脉细。

诊断、辨病辨证分析、治法： 同前。

方药： 三术汤加减。

白术 15g	苍术 10g	莪术 10g
黄芪 30g	桂枝 10g	白芍 10g
知母 20g	黄柏 10g	煅牡蛎 30g
石菖蒲 15g	鸡血藤 20g	荆芥穗 10g
苦杏仁 10g	炙甘草 10g	

共 14 剂，日 1 剂，水煎服。

疾病证候转归：服药后患者病情稳定好转，续用三术汤。患者近日咽痒、微咳，加用荆芥穗、苦杏仁以疏风止咳。

按：类风湿性关节炎，属"痹病"范畴，"风寒湿三气杂至，合而为痹也"。方以三术汤（白术、苍术、莪术）加味，多奏良效，加苦杏仁入肺，肺气通则络脉通而痛止。肺朝百脉，通调水道也。

（韩双双　罗仁）

案四

汤某英，女，70岁。

初诊：2019年8月8日。

主诉：足趾疼痛3年。

现病史：晨起足趾疼痛，晨僵明显，既往用药不详。

刻下见：手指麻木，皮肤瘙痒，胃口差，二便正常，舌淡红，脉缓。

中医诊断：痹病（气血亏虚证）。

西医诊断：痛风。

辨病辨证分析：患者以足趾关节疼痛为主症，中医辨病属"痹病"范畴。患者为老年女性，素体虚弱，气血不足，血不足以濡养肌肤和关节，故见皮肤瘙痒、手指麻木；血虚不能上荣舌面，故舌淡红；气虚无力鼓动血液运行，故脉缓。四诊合参，辨证为气血亏虚证。

治法：益气养血，除湿活络。

方药：罗氏痛风汤加减。

金钱草30g	白茅根30g	山药30g
盐牛膝30g	炙甘草5g	百合30g
炒苍术10g	黄柏10g	赤芍15g
薏苡仁20g	桃仁10g	苦杏仁10g
荷叶10g		

共7剂，日1剂，水煎至200ml，煎两次合并，早晚分服。

按：患者为老年女性，痛风发作，虽以气血亏虚为本，但急当泄浊除痹，故仍予痛风汤，继用益气养血之剂。

（王姝婉　罗仁）

二十、痿病

王某元，男，40岁。

初诊： 2018年8月10日。

主诉： 全身乏力6年余。

现病史： 患者6年前无明显诱因出现全身乏力，渐进性加重，后入院检查为重症肌无力，规律口服溴吡斯的明治疗，现为寻求中医药治疗前来就诊。

刻下见： 全身乏力，自汗，易疲劳，胃纳可，眠差，大小便正常，舌质红，苔薄白，脉沉缓无力。

体征及辅助检查： 四肢肌力4级，肌张力正常。

既往史： 无特殊。

中医诊断： 痿病（肺脾气虚证）。

西医诊断： 重症肌无力。

辨病辨证分析： 患者为中青年男性，以全身乏力为主症，中医辨病属"痿病"范畴。痿病是指肌肉筋脉失养以致肢体弛缓、软弱无力，甚至日久不用，导致肌肉萎缩或瘫痪的一种病证。痿者萎也，枯萎之义，即指肢体痿弱、肌肉萎缩。凡手足或其他部位的肌肉痿弱无力、弛缓不收者均属痿病范畴。该病病程日久，久病常虚，疲倦乏力，常责之脾；卫表不固，自汗而出，常责之肺。结合患者舌脉，可辨为肺脾气虚证。

治法： 补脾益肺。

方药： 小生六汤加减。

柴胡15g	黄芩15g	党参30g
熟地黄20g	麦冬15g	山药30g
牡丹皮15g	醋五味子10g	山茱萸20g
炙甘草5g	黄芪30g	苦杏仁10g

共14剂，日1剂，水煎400ml，分早晚两次服。

医嘱： ①适度锻炼；②多晒太阳；③门诊随诊。

二诊： 2018年8月24日。

刻下见： 乏力症状稍减轻，自汗较前减少，疲倦乏力，睡眠一般，胃纳可，二便调，舌质红，苔薄白，脉沉缓无力。

诊断、辨病辨证分析： 同前。

治法： 补脾益肺，益气养阴。

方药： 小生六汤加减。

柴胡 15g	黄芩 15g	党参 30g
熟地黄 20g	麦冬 15g	山药 30g
牡丹皮 15g	五味子 10g	山茱萸 20g
炙甘草 5g	黄芪 30g	荷叶 10g
百合 30g		

共14剂，日1剂，水煎400ml，分早晚两次服。

疾病证候转归： 患者乏力症状稍减轻，自汗症状基本消失，在原方基础上去苦杏仁，按节气加荷叶以清热祛暑，百合益肺养阴。

按： 重症肌无力者，气虚为甚，小生六汤加黄芪、苦杏仁、荷叶补气宣肺升阳，宜长期用药，缓图功效。

（徐良沃　罗仁）

二十一、虚劳

案一

曾某洋，男，50岁。

初诊： 2018年3月30日。

主诉： 发现血肌酐升高1年余。

现病史： 患者2016年8月因"脑出血后遗症"于我院住院治疗，其间发现血肌酐升高，查肾功能提示肌酐164μmol/L，尿常规提示尿蛋白-，泌尿系彩超提示多囊肾，考虑为慢性肾衰竭、多囊肾。2018年2月复查血肌酐升高至230μmol/L。

刻下见： 患者神清，精神可，乏力，左上肢活动受限，肌力下降，口眼㖞斜，无颜面、肢体浮肿，无腰痛腰胀，无泡沫尿、血尿，尿量正常，大便正常，舌质红，苔黄，脉弦。

体征及辅助检查： 2018年3月22日查肾功能示肌酐321μmol/L。

既往史： 2004年体检时发现多囊肾、多囊肝，未系统诊治。2013年脑出血病史，遗留左上肢活动受限、口眼㖞斜后遗症。2013年发现高血压，血压最高达190/120mmHg，口服乐卡地平片，1粒/日，每日1次。否认糖尿病及冠心病病史。

中医诊断： 虚劳（气阴两虚兼痰瘀内结证）。

西医诊断： ①慢性肾衰竭、多囊肾；②高血压3级（极高危组）；③脑出血后遗症。

辨病辨证分析： 患者久病痰瘀阻络，耗伤气阴，气血不足，阴阳失调，导致脏腑功能低下，形成虚劳，故见乏力；在本病形成过程中，脾肾功能减退甚至衰败导致阴精亏损，水湿毒邪既为病理产物，又为致病因素，进一步耗气伤阴。

治法： 益气养阴，祛痰化瘀。

方药： 肾病Ⅲ号方加味。

海藻30g	煅牡蛎30g	黄芪30g
鱼腥草30g	百合30g	白茅根30g
丹参20g	熟地黄20g	荆芥穗10g
荷叶10g		

共7剂，日1剂，水煎400ml，分早晚两次温服。

医嘱： ①清淡低脂优质蛋白饮食，嘱患者食至八分饱即可；②推荐多食用西芹、百合、木耳、瘦肉、鸡肉、黑豆、山药、薏苡仁等食物；③推荐家庭汤水疗法（海藻30g、黄芪30g、山药30g、百合30g、熟地黄20g），以上5味，周一到周五每日选用1味，加适量瘦肉、鸡肉煲汤食用；④定期检测血压，复查肾功能、尿常规，门诊随诊。

按： 本案患者为慢性肾衰竭，尚无透析指征，此时正是中医治疗的切入点。按中医辨证用药以扶正祛邪，包括汤剂口服、中医饮食疗法等辅助治疗，"救其已败"。肾病Ⅲ号方为罗仁教授临床常用验方，能有效延缓肾病病程进展。

（杨馨雨　罗仁）

案二

李某云，女，38岁。

初诊： 2019年8月9日。

主诉： 乏力、气短半年余。

现病史： 患者半年前出现乏力、气短，月经提前，伴月经量少。

刻下见： 患者神清，精神稍倦，乏力气短，无头痛、头晕等不适，纳眠一般，二便正常，舌质红，脉缓。

体征及辅助检查： 心肺腹查体未见明显异常。

既往史： 2019年2月流产1次。

中医诊断： 虚劳（气阴两伤证）。

西医诊断：疲劳综合征。

辨病辨证分析：患者为育龄期女性，以乏力、气短为主要表现，中医辨病属"虚劳"范畴。患者2月曾流产，气血大伤，气血不足，日久更甚，故见乏力、气短；阴虚内热，迫血妄行，故月经提前；阴精不足，则月经量少；舌质红，脉缓，四诊合参，辨证为气阴两伤。

治法：益气养阴，疏肝解郁，补益脾肾。

方药：小生六汤加减。

党参30g	山药30g	益母草30g
百合30g	枸杞30g	熟地黄20g
山茱萸20g	酸枣仁20g	黄芩15g
牡丹皮15g	麦冬15g	柴胡15g
五味子10g	香附10g	炙甘草5g

共7剂，日1剂，水煎至400ml，分早晚两次温服。

小生六汤益气养阴、疏肝解郁、补益脾肾，加用酸枣仁养血安神，香附疏肝解郁、理气调经，百合增强补阴之功。

医嘱：①调畅情志，嘱家人通过鼓励、引导、安慰等方法，尽量消除患者不良情绪；②饮食要清淡、易消化，营养丰富，种类、搭配要多样化。

二诊：2019年8月30日。

刻下见：患者神清，气短乏力较前改善，月经来潮时觉疲劳，月经量不多，偶有血块，纳眠可，二便正常，舌质红，脉缓。

诊断、辨病辨证分析、治法：同前。

方药：小生六汤加减。

党参30g	山药30g	益母草30g
百合30g	枸杞子30g	熟地黄20g
山茱萸20g	菟丝子30g	黄芩15g
牡丹皮15g	麦冬15g	柴胡15g
五味子10g	艾叶15g	炙甘草5g
金樱子30g	荷叶30g	

共7剂，日1剂，水煎至400ml，分早晚两次温服。

按：患者为育龄期女性，流产后气血两虚、肝肾亏损、冲任不调，宜用小生六汤加益母草、菟丝子、金樱子之品治之。

（谢丽芬　罗仁）

二十二、白涩症

王某娥，女，26岁。

初诊： 2021年12月17日。

主诉： 眼睛干涩4月。

现病史： 患者4个月前无明显诱因出现眼睛干涩、刺痛、无泪，外院诊断为干眼症、角膜脱落。

刻下见： 眼睛干涩、刺痛、无泪，眠差，纳可，二便调，舌淡红，脉弦细。

既往史： 2021年7月起月经周期紊乱，末次月经时间为2021年11月20日。

中医诊断： 白涩症（肝肾阴虚证）。

西医诊断： ①干眼症；②月经失调。

辨病辨证分析： 患者为青年女性，以眼睛干涩、刺痛、无泪为主症，中医辨证属"白涩症"范畴。白涩症是以自觉眼内干涩不适，甚则视物昏矇为主症的眼病，病名首见于《证治准绳》。其基本病机主要为津液亏少，眼目不得濡养；病因主要有外感邪气、脏腑内伤、情志失常、饮食劳倦等。《黄帝内经·素问》曰："肝受血而能视"。肝开窍于目，肝主藏血，若肝脏对血液的贮藏和调节功能失常，则血不养目，见两目干涩疼痛。患者月经紊乱，随后出现眼睛干涩疼痛。而《银海精微》记载，"妇人遇行经之际，眼目涩痛者何也？答曰：肝虚也。"妇人行经失血，肝经更虚，导致眼睛涩痛。四诊合参，辨为肝肾阴虚证。

治法： 滋补肝肾，清肝明目。

方药： 罗氏眼病方加减。

熟地黄20g	山茱萸20g	山药30g
枸杞子20g	菊花15g	益母草30g
红花5g	谷精草15g	酸枣仁30g

炙甘草5g

共14剂，日1剂，水煎至400ml，分早晚两次服。

方中熟地黄、山药、山茱萸及枸杞子滋补肝肾，菊花、谷精草清肝明目，红花活血止痛，益母草调经活血，酸枣仁养心安神，炙甘草调和诸药。

医嘱： ①忌食辛辣食物；②门诊随诊。

二诊： 2021年12月31日。

刻下见： 眼干、睡眠好转，大便稍干，小便正常，舌尖红，脉弦缓。

诊断、辨病辨证分析、治法： 同前。

方药： 罗氏眼病方加减。

熟地黄20g	山茱萸20g	山药30g
枸杞子20g	菊花15g	益母草30g
红花5g	谷精草15g	酸枣仁30g
炙甘草5g	制何首乌30g	桃仁10g

共14剂，日1剂，水煎400ml，分早晚两次服。

上方效果较明显，本次就诊时患者大便稍干，守上方加制何首乌、桃仁润肠通便。

按： 眼部疾患，多责之肝肾，肝开窍于目，肝血能养目，而肝肾同源，精血同源，若肾精充足，肝血充沛，则眼目得以濡养，无干涩疼痛、视物昏花之忧。故肝肾亏虚者当滋补肝肾，精血充足则眼目得以濡润。若肝经湿热，肝火循经上行，则可导致眼目干涩疼痛等症，治以清肝明目为主。

（李晓文　罗仁）

二十三、耳鸣

案一

程某鹏，男，39岁。

初诊： 2019年8月15日。

主诉： 耳鸣3年，伴睡眠障碍2周。

刻下见： 耳鸣，睡眠欠佳，夜寐多梦，腹胀，便溏，口干舌燥，小便正常，舌红，脉细。

中医诊断： 耳鸣（肝肾阴虚证）。

西医诊断： 耳鸣。

辨病辨证分析： 患者以耳鸣为主症，属于"耳鸣"的范畴。肾开窍于耳，肝肾阴虚，虚火上炎，故见耳鸣、睡眠欠佳、夜寐多梦；阴虚阳亢，阳为热邪，易伤阴液，阴不足以承口，则见口干舌燥、舌红；木克土，肝阳克脾土，脾失运化，则腹胀便溏；阴虚日久，阴血不足，故脉细。四诊合参，辨证为肝肾阴虚证。

治法： 滋补肝肾。

方药： 罗氏耳鸣方加减。

山药30g	川芎10g	红花5g
炙甘草5g	石菖蒲10g	酒茱萸20g
地龙15g	醋香附10g	蝉蜕10g
熟地黄20g	炒酸枣仁30g	煅牡蛎30g
白术20g		

共7剂，日1剂，水煎至200ml，煎两次合并，早晚分服。

按： 本例患者为肾虚耳鸣，治以罗氏耳鸣方，加煅牡蛎镇潜安神。

（王姝婉　罗仁）

案二

蒋某成，男，34岁。

初诊：2021年10月29日。

主诉：反复耳鸣10余年。

刻下见：反复耳鸣，伴脱发、口干、眼涩、腰痛，自觉四肢冰凉，尿频，夜尿多，大便正常，寐差，多梦，舌淡红，苔白，有裂纹，脉弦细。

中医诊断：耳鸣（肾阴阳两虚证）。

西医诊断：耳鸣。

辨病辨证分析：患者为青年男性，以反复耳鸣为主症，中医辨病属"耳鸣"范畴。耳鸣属肾系疾病，主要表现为自觉耳内鸣响，或如潮声，或如蝉鸣，或如雷鸣，或细或暴，妨碍听觉。其主要病机有风邪上扰，壅闭清窍；肝失疏泄，肝胆之火循经上扰；肾精亏虚，髓海空虚；脾胃虚弱，气血生化之源不足，不能上荣清窍及内有痰浊瘀血上阻清窍。基本治疗原则是开窍通闭治其实，补益升清治其虚。《医学入门》谓："耳聋虚热分新旧……旧聋多虚，肾常不足故也。"患者耳鸣久延难愈，是为旧病，兼腰痛畏寒，四肢冰凉，夜尿频多，可辨为肾阳虚证；而口干、眼涩、舌有裂纹、脉弦细为阴津不足，兼肾阴虚证。四诊合参，辨为肾阴阳两虚证。

治法：补肾通窍。

方药：罗氏耳鸣方加减。

熟地黄15g	山茱萸30g	山药20g
桂枝10g	生白术15g	制何首乌15g
蝉蜕10g	石菖蒲15g	红花5g
煅牡蛎30g	酸枣仁30g	金樱子30g
川芎15g	炙甘草5g	

共14剂，日1剂，水煎至400ml，分早晚两次服。

方中熟地黄、山药、山茱萸、制何首乌滋补肝肾，石菖蒲化痰开窍，蝉蜕息风镇静，川芎、红花行气活血化瘀，生白术益气健脾，使气血生化有源；患者四肢冰凉，加桂枝温经通脉；睡眠差，加煅牡蛎、酸枣仁安神；夜尿多，加金樱子固精缩尿；炙甘草调和诸药。全方共奏补益肝肾、祛痰通窍、活血通络、镇潜安神之功，可使耳窍开、经络通、气血畅，则耳鸣渐愈。

医嘱： ①忌食辛辣食物；②门诊随诊。

二诊： 2021年12月3日。

刻下见： 耳鸣缓解，现无夜尿频多、无明显小便清长，有口干，四肢冰凉，多梦易醒，舌淡红，有裂纹，苔黄，脉弦。

中医诊断： 耳鸣（气阴两虚证）。

辨病辨证分析： 患者阳虚症状改善，无明显小便清长，怕冷、腰痛改善，现口干、多梦、舌有裂纹，辨为气阴两虚证。

治法： 补益肝肾，益气养阴。

方药： 小生六汤加减。

柴胡15g	黄芩15g	党参30g
熟地黄20g	麦冬15g	山药30g
牡丹皮15g	五味子10g	山茱萸20g
炙甘草5g	石菖蒲20g	酸枣仁30g
蝉蜕10g	牡蛎20g	茵陈30g

共14剂，日1剂，水煎400ml，分早晚两次服。

患者此次就诊阳虚症状已减，辨为气阴两虚证，改用小生六汤加减，无夜尿频多、小便清长，去金樱子；睡眠差，加牡蛎镇静安神；苔薄黄，有热象，加茵陈清热利湿。

三诊： 2021年12月10日。

刻下见： 耳鸣，口干，眼干，多梦，尿频量多，怕冷、四肢不温较前改善，手足仍发凉，腰背尤甚，腰痛，舌淡红，有裂纹，脉弦细。

中医诊断： 耳鸣（肾阴阳两虚证）。

西医诊断： 耳鸣。

辨病辨证分析： 本次就诊患者耳鸣再发，兼腰痛怕冷，手足发凉，夜尿频多，辨为肾阳虚证；而口干、眼干、舌有裂纹、脉弦细是为阴津不足，兼肾阴虚证。四诊合参，辨为肾阴阳两虚证。

治法：补肾通窍。

方药：小生六汤加减。

柴胡15g	黄芩15g	党参30g
熟地黄20g	麦冬15g	山药30g
牡丹皮15g	五味子10g	山茱萸20g
炙甘草5g	石菖蒲20g	酸枣仁30g
桂枝5g	白芍15g	金樱子20g
桑叶30g		

共14剂，日1剂，水煎至400ml，分早晚两次服。

小生六汤补益肝肾、益气养阴，可治其本，加石菖蒲化痰通窍，酸枣仁养心安神，桂枝、白芍调和营卫，金樱子固精缩尿；耳鸣再发多与风邪上扰有关，加桑叶疏风清热。

按：肾开窍于耳，耳鸣与肾关系密切，怪病多因痰作祟，久病多瘀，耳鸣难愈，多与痰浊瘀阻有关，而长期耳鸣可能会使听力下降，引发焦虑、抑郁等不良情绪，常伴睡眠障碍，严重影响患者的生活质量。罗仁教授根据患者临床症状，灵活选用罗氏耳鸣方、小生六汤，随证加减，使患者耳窍开、经络通、气血畅、情志和、睡眠安，则耳鸣可渐愈。

（李晓文　罗仁）

二十四、鼻炎

曾某琼，女，50岁。

初诊： 2019年1月4日。

主诉： 鼻塞3天。

现病史： 患者3天前因外出受凉出现鼻部不适，昨日晨起偶有咳嗽咳痰，伴声音嘶哑等症状，未予特殊治疗，今日前来门诊就诊。

刻下见： 鼻塞，咳嗽痰多，声哑，无发热，无胸闷心悸，纳眠一般，二便可，舌淡红，脉沉弦。

中医诊断： 鼻炎（风寒犯肺证）。

西医诊断： 过敏性鼻炎。

辨病辨证分析： 肺系疾病多因外感六淫、饮食不当、情志所伤、久病体虚所致，病理表现主要为肺气宣降失司。患者因风寒外束，肺气失宣，故鼻塞声重、咳嗽咳痰；风寒外束，腠理闭塞，卫阳被郁，故见声哑。舌淡红，脉沉弦，四诊合参，辨证为风寒犯肺证。

治法： 疏风散寒，宣通鼻窍。

方药： 鼻炎方加减。

辛夷10g	桂枝10g	白芍10g
苍耳子10g	荆芥穗10g	连翘15g
苦杏仁10g	厚朴10g	薄荷5g
炙甘草5g		

共7剂，日1剂，水煎服。

方中辛夷、苍耳子解表散寒、宣通鼻窍，桂枝、荆芥穗、连翘、薄荷疏风解表，苦杏仁宣肺止咳，厚朴行气，炙甘草调和诸药。

按： 患者偶感风寒，肺气不宣，故以疏风散寒、宣肺通窍而愈。肺开窍于鼻，故用苍耳子、辛夷。

（杨馨雨　罗仁）

二十五、痤疮

马某斌，男，29岁。

初诊： 2019年3月1日。

主诉： 颜面部痤疮2周余。

现病史： 患者2周前无明显诱因出现颜面部痤疮，一直未消退。

刻下见： 颜面部痤疮，脾切除术后腹部稍不适，无明显腹痛腹胀，大便干，小便正常，胃纳可，睡眠可，舌淡红，苔白稍腻，脉沉弦。

体征及辅助检查： 颜面部痤疮色淡，无破溃流脓。腹软，无明显压痛反跳痛，肠鸣音活跃。

既往史： 外伤致脾破裂，脾切除术后1月。

中医诊断： 痤疮（湿热内蕴证）。

西医诊断： ①痤疮；②脾切除术后。

辨病辨证分析： 患者为青年男性，以颜面部痤疮为主症，中医辨病属"痤疮"范畴。本病以皮肤散在性粉刺、丘疹、脓疱、结节及囊肿，伴皮脂溢出为临床特征，好发于颜面部、胸部、背部，多见于青春期男女。《医宗金鉴·肺风粉刺》云："此证由肺经血热而成。每发于面鼻，起碎疙瘩，形如黍屑，色赤肿痛，破出白粉汁，日久皆成白屑，形如黍米白屑，宜内服枇杷清肺饮，外敷颠倒散，缓缓自收功也。"青年活力旺盛，营血日渐偏热，血热外壅，气血郁滞，蕴阻肌肤，而发本病；或因过食辛辣肥甘之品，肺胃积热，循经上熏，血随热行，上壅于胸面。四诊合参，本病辨为湿热内蕴证。

治法： 疏风清热解毒。

方药： 荆芥连翘汤加减。

荆芥穗10g	连翘10g	黄芩10g
黄连10g	生地黄10g	当归10g
白芍10g	川芎10g	桔梗10g

柴胡 10g	白芷 10g	防风 10g
枳壳 10g	薄荷 10g	黄芪 30g
苦杏仁 10g	蒲公英 30g	炙甘草 10g

共 7 剂，日 1 剂，水煎 400ml，分早晚两次服。复渣再煎外洗颜面部。

方中用荆芥穗、防风、薄荷、白芷、柴胡疏风透表；连翘、黄芩、黄连、生地黄、蒲公英清热解毒；枳壳行气；当归补血活血，白芍养血，川芎行血；加以黄芪补气托疮；苦杏仁、桔梗上宣肺气；炙甘草调和诸药。全方共奏清热解毒透疮之功。

医嘱：①忌食辛辣食物；②门诊随诊。

二诊：2019 年 3 月 8 日。

刻下见：颜面部痤疮较前消退，胃纳可，眠可，大便正常，舌淡红，苔白，脉弦。

诊断、辨病辨证分析、治法：同前。

方药：前方效果较明显，守方延用。

医嘱：①忌食辛辣食物；②门诊随诊。

三诊：2019 年 7 月 5 日。

刻下见：颜面部痤疮色鲜红，患处皮温不高，胃纳可，眠可，二便调；舌质红，苔薄白，脉弦细。

诊断、辨病辨证分析、治法：同前。

方药：荆芥连翘汤加减。

荆芥穗 10g	连翘 10g	黄芩 10g
黄连 10g	黄柏 10g	当归 10g
生地黄 10g	白芍 10g	川芎 10g
蒲公英 30g	桔梗 10g	柴胡 10g
白芷 10g	防风 10g	枳壳 10g
薄荷 10g		

疾病证候转归：患者服药时颜面部痤疮消退，但停药后容易复发，症状反复。

按： 痤疮多见于青年，以风邪热毒上壅颜面所致，荆芥连翘汤主之，颇有良效，但痤疮易复发，复渣外洗，内外同治，效果更好。除了药物治疗外，患者平日的保养也很重要，治疗过程中应嘱患者注意保持良好饮食和作息，保持心情愉悦。

（徐良沃　罗仁）

二十六、阴痒

凌某香，女，56岁。

初诊： 2019年1月11日。

主诉： 反复外阴瘙痒6年。

现病史： 患者于6年前停经后出现外阴瘙痒，伴灼热感，带下增多，症状反复，纳眠可，二便正常，舌红，苔白腻，脉弦。

体征及辅助检查： 心肺腹查体未见明显异常。

既往史： 既往高尿酸血症病史，否认高血压、糖尿病等病史。

中医诊断： 阴痒（湿热下注证）。

西医诊断： 外阴瘙痒。

辨病辨证分析： 患者平素嗜食肥甘厚腻之品，脾胃内伤，运化失职，脾虚湿盛，蕴久化热，湿热互结，流注下焦，则外阴瘙痒，伴烧热感，带下增多。舌质红，苔白腻，脉弦，四诊合参，中医辨病为阴痒，辨证为湿热下注。

治法： 清热祛湿止痒。

方药： 荆芥连翘汤加减。

荆芥10g	黄连5g	连翘10g
黄芩10g	黄柏10g	生地黄10g
地肤子30g	白鲜皮30g	当归10g
白芍15g	川芎10g	桔梗10g
柴胡10g	白芷10g	防风10g
枳壳10g	薄荷10g	

共7剂，日1剂，水煎至400ml，早晚分服。复渣外洗会阴部。

复诊： 2019年1月18日。

现病史： 外阴烧热感减轻，仍有外阴瘙痒，头痛，纳眠可，二便调，舌质红，苔白腻，脉弦。

诊断、辨病辨证分析、治法： 同前。

方药： 患者服药后外阴烧热感减轻，外阴仍有瘙痒感。患者本次就诊时诉头痛，考虑为外感，续用荆芥连翘汤疏风止痛，加用大黄、白果、薏苡仁清热利湿止带。

按： 本案为老年女性阴痒，多为湿热下注，所用荆芥连翘汤源于明代龚廷贤的《万病回春·耳病》。该方原用于治疗头面五官风热上扰证，罗仁教授将其用于下部（尿路、肛周、阴部、下肢溃疡）湿热下注证亦多有良效。

（韩双双　罗仁）

二十七、瘰疬

吴某贤，男，15岁。

初诊： 2018年8月3日。

主诉： 发现左锁骨上肿物2周。

刻下见： 左锁骨上肿物，皮色皮温如常，无压痛、溃烂，无粘连，活动度可，纳眠可，二便调，舌淡红，苔薄白，脉沉弦。

体征及辅助检查： 2018年7月26日病理活检提示淋巴增殖性病变；超声考虑淋巴结肿大可能，其余浅表淋巴结未扪及明显肿大。

既往史： 无特殊。

中医诊断： 瘰疬（痰瘀互结证）。

西医诊断： 淋巴结肿大查因。

辨病辨证分析： 患者为青少年男性，以左锁骨上肿物为主症，中医辨病属"瘰疬"范畴。《素问病机气宜保命集》云："夫瘰疬者，经所谓结核是也。或在耳前后，连及颐颔，下连缺盆，皆为瘰疬。"其特点是多见于体弱儿童或青年，起病缓慢。初起时结核如豆，皮色不变，不觉疼痛，逐渐增大，并可串生，溃后脓液清稀，夹有败絮样物质，往往此愈彼溃，形成窦道。四诊合参，本病辨证为痰瘀互结。

治法： 化痰散结。

方药： 消瘰丸加味。

土茯苓30g	连翘20g	玄参20g
煅牡蛎30g	海藻30g	薏苡仁30g
苦杏仁10g	陈皮10g	炙甘草5g
蒲公英30g	苍耳子10g	浙贝母20g

共7剂，日1剂，水煎400ml，分早晚两次服。

方中煅牡蛎、海藻软坚散结，连翘、蒲公英、土茯苓、薏苡仁、玄参解毒散结，苍耳子祛风除湿，陈皮燥湿行气，辅以苦杏仁宣肺，气行而饮散，炙甘草调和诸药。

医嘱：①清淡饮食，忌食辛辣；②门诊随诊，不适随诊。

二诊：2018年8月17日。

刻下见：左锁骨上肿物较前柔软，患处肤温正常，口干，纳眠可，二便调，舌淡红，苔薄白，脉沉细。

诊断：同前。

辨病辨证分析：患者水停痰聚，瘀阻水道，津不上承，则见口干。

治法：化痰散结，活血化瘀。

方药：

土茯苓30g	醋三棱10g	醋莪术10g
夏枯草20g	威灵仙20g	连翘20g
玄参20g	煅牡蛎30g	海藻30g
薏苡仁30g	苦杏仁10g	陈皮10g
甘草5g	蒲公英30g	苍耳子10g

共14剂，日1剂，水煎400ml，分早晚两次服。

肿块较前柔软，治疗有效，在前方的基础上，加以醋三棱、醋莪术行气活血消症（癥），夏枯草增强散结消肿之功，威灵仙通经络、消痰水。

按：瘰疬，多为痰瘀互结，宜用煅牡蛎、海藻、莪术、蒲公英之属软坚散结解毒，多有良效。

（徐良沃　罗仁）

二十八、肾岩

胡某兵，男，55岁。

初诊： 2019年3月22日。

主诉： 阴茎肿瘤术后1周。

现病史： 患者1年前因发现阴茎肿物1年余住院治疗，已行手术（具体不详），诊断为阴茎低分化鳞状细胞癌，现患者腹部皮肤散在红疹，遂来就诊。

刻下见： 患者神清，精神可，腹部皮肤散在红疹，伴瘙痒，无疼痛、渗液、脱屑，纳眠一般，二便正常，舌红，苔黄，脉弦。

中医诊断： 肾岩翻花（湿热蕴结证）。

西医诊断： 阴茎低分化鳞状细胞癌。

辨病辨证分析： 《疡科心得集》："夫肾岩翻花者，俗名翻花下疳。" 肾岩翻花又名翻花下疳、阴茎岩，是因肝肾素亏，或忧思郁怒，相火内炽，肝经血燥，火邪郁结，逐渐恶变而成。该病以阴茎龟头出现丘疹、结节状坚硬肿物为主要表现。四诊合参，考虑患者素体湿热，蕴结于下，发为本病。

治法： 清热祛湿，祛风止痒。

方药： 荆芥连翘汤加减。

（1）荆芥连翘汤加减

荆芥穗10g	黄芪30g	连翘10g
黄芩10g	黄连10g	黄柏10g
栀子10g	生地黄10g	当归10g
白芍10g	川芎10g	桔梗10g
柴胡10g	白芷10g	防风10g
炒枳壳10g	薄荷10g	

共7剂，日1剂，水煎至400ml，外洗患处。

（2）小生六汤加减

黄芩15g	党参30g	熟地黄20g
麦冬15g	山药30g	牡丹皮15g
五味子10g	山茱萸20g	炙甘草5g
鱼腥草30g	法半夏10g	苦杏仁10g
柴胡15g		

共7剂，日1剂，水煎至400ml，分早晚两次温服。

医嘱： ①清淡饮食；②忌烟酒；③中药外洗。

按： 阴茎肿瘤，多由湿热蕴结下焦，宜清热解毒祛湿，可用荆芥连翘汤外洗，后以小生六汤内服善后，内外同治。

（谢丽芬　罗仁）

二十九、肠癌

马某强，男，53岁。

初诊： 2019年7月12日。

主诉： 结肠癌术后1年余。

现病史： 患者于2017年11月行右半结肠癌手术根治术，术后予辅助化疗（FOLFOX化疗方案6程），病情明显好转。2月前出现呕吐，复查提示复发并肺转移、肠梗阻，予XELOX化疗方案2程，疗效欠佳。我院住院治疗后肠梗阻症状消失，予拔出胃管，全流食。2019年6月21日行剖腹探查＋胃空肠吻合术＋小肠横结肠吻合术＋肠粘连松解术。自发病以来，精神差，饮食睡眠一般，无发热、咳嗽、咳痰，偶有胸闷、心悸，大小便可，体重减轻10斤。

刻下见： 腹部隐痛不适，下肢乏力，少气，纳呆，便溏，口干，睡眠差，面色萎黄，舌质淡红，脉弦。

中医诊断： 肠癌（气血两虚证）。

西医诊断： 结肠癌术后复发并肺转移。

辨病辨证分析： 癌病是多种恶性肿瘤的总称，以脏腑组织发生异常增生为基本特征。临床表现主要为肿块逐渐增大，表面高低不平，质地坚硬，时有疼痛，发热，并伴有纳差，乏力，日渐消瘦等全身症状。癌病的病位与肝、脾、肾的关系最为密切。其基本病机为正气亏虚，脏腑功能失调，气滞血瘀，痰结毒聚，日久积滞而成有形之肿块；主要病理因素为气滞、血瘀、痰结、毒聚。治疗基本原则为扶正祛邪、攻补兼施。患者病属大肠癌，病位在肠，与脾胃有关，后期及肾。患者脾胃虚弱，运化无权，湿浊内生，气机阻滞，则腹内结块、腹部隐痛；中焦升降失常，清浊不分，则脘腹胀闷、隐痛不适，大便溏薄；气血生化乏源，肌肤失养，则面色萎黄。四诊合参，辨证为气血两虚。

治法： 益气养阴解毒。

方药： 小生六汤加减。

黄芩15g	党参30g	熟地黄20g
麦冬15g	山药30g	牡丹皮15g
五味子10g	山茱萸20g	神曲10g
白术20g	百合30g	鱼腥草30g
柴胡15g	炙甘草5g	

共7剂，日1剂，水煎服。

大肠癌的本虚以脾肾双亏、肝肾阴虚为多见，标实以湿热、瘀毒为多见，病理性质总属本虚标实。方中党参补脾益肺、生津养血，熟地黄补血滋阴、益精填髓，麦冬养阴润肺、益胃生津，山药生津益肺、补脾养胃、补肾涩精；又因病程日久，瘀毒郁久化热，耗伤津血，故用黄芩清热燥湿、泻火解毒，牡丹皮清热凉血、活血化瘀、散瘀消痈；下利清谷，形寒肢冷，腰膝酸软，故用五味子收敛固涩、益气生津、补肾宁心，山茱萸补益肝肾、收敛固涩，柴胡升举阳气，炙甘草补脾益气、缓急止痛、调和诸药。

医嘱： ①低盐低脂高蛋白饮食，少食多餐，规律饮食；②适当锻炼，保持心情舒畅；③定期复查，不适随诊。

疾病预防调护： 精血不足，脏气亏虚，气血阴阳失调，加之外邪入侵，是癌病重要的致病因素，故保养精气，劳逸结合，养成良好的生活、饮食习惯，戒烟、戒酒，保持心情愉快，对预防调护本病有重要的意义。既病之后，要帮助患者树立战胜疾病的信心，使其积极配合治疗，做到起居有节、饮食健康、运动适度、情志舒畅。使用祛邪之剂应衰其大半而止，过则伤正，放化疗亦当如此，缓缓图之，以最大限度地延长患者寿命，减少痛苦，提高生活质量。

按： 肿瘤术后患者，多为气血两虚或肝肾亏虚，故以补益为主，扶正以攻邪；用小生六汤加黄芪、当归等随症加味；还应注意保护胃气，使用党参、山药之品，所谓"有胃气则生，无胃气则死"。

（杨馨雨　罗仁）

下篇

学术传承选录

一、医者仁心

"古今欲行医于天下者，先治其身；欲治其身者，先正其心；欲正其心者，先诚其意，精其术，此可谓医者仁心。"著名医家孙思邈在《大医精诚》中提出"先发大慈恻隐之心，誓愿普救含灵之苦"，才能真正成为苍生大医，可见"医之道，始于仁"。

作为2020级中医规培学员，我非常有幸能够拜入罗仁老师门下，感悟罗仁老师的仁心仁术，学习罗仁老师的临床诊治经验。尽管我的临床水平还较为欠缺，但是在跟诊过程中，罗仁老师都会尽可能为我们提供临床实践的机会，他还经常亲笔批改学生开具的门诊处方，教导我们这些年轻中医师开出合格处方，规范用药。针对不同层次的学生，罗仁老师会因材施教安排不同的学习任务，让我们在实践中接触中医、领悟中医，以达到传承中医的目的。

我印象很深的是第一次在门诊练习开处方时，因为没有经验，加之心情紧张，我在写方的时候脑子突然一片空白，导致辨证没有依据，病因病机辨不清，诊断逻辑混乱，开出来的方自然也就不及格。面对这样一张处方，罗仁老师没有一味地批评，而是利用看诊空隙时间给我们上了一课，引导我们建立起基本的临床诊治思路，进行正确规范的接诊，抓好患者的主证。他告诉我们，看病，要识病机，对疾病发生发展的过程做到充分掌握，这样面对各种没有经验的疾病时才能不乱阵脚，细心辨证找到治疗的着力点。开处方是临床医生最基础技能之一，看似简单，却是一名医生辨证思路的体现。大道至简，能够在罗仁老师的亲自带领下，感受和学习老中医数十年工作经验提炼出来的临床诊治思路，对于我们这样的年轻学子来说无疑是受益匪浅的。这样的老师，不可不谓仁师！

除了对我们学生的悉心照顾和耐心教导外，罗仁老师在诊治患者时也时时关怀、处处留心。在详细问诊、耐心听完患者诉说后，罗仁老师还常常与患者聊起"是哪里人，家庭情况如何"等家常话题，从而拉近与患者的距离，让患者建立起对医生的信任，减少就诊的紧张感。了解患者的相关情况，还可以从更全面的角度帮助患者解决问题。对于疾病本身之外的因素，罗仁老师还会开展心理疏导和健康宣教，运用中医的整体观和治未病的理念，告诉患者除了药物治疗外还应如何进行自我调节，运用正确的心态面对疾病等，并在处方笺上认真写清楚注意事项交给患者。

在罗仁老师的身上，我感受到老一辈中医人对中医药事业的无私奉献。他对患者尽心尽责，解他人之疾苦；对学生悉心教导，传承学术的同时培养中医人才，以身言教，讲中医、信中医，运用中医治疗各种疑难杂症，树立中医自信；同时他严于律己的工作态度也是我们学习的榜样，让我们能够明辨是非，以更高的标准要求自己，朝着正确的道路毅然前行。

今后，我会继续坚持中医之路，以罗仁老师为榜样，以为患者解除疾苦为己任，努力为中医药事业贡献自己的力量。

按：关爱患者，热爱临床，热爱中医，坚守中医，这是中医人才成长的基石。

（周颖光　罗仁）

二、做一名优秀中医生

罗仁老师是国家二级教授、广东省名中医、国家中医药管理局第五批和第七批中医师承制导师，现从事中医教学、医疗、科研等工作已有48年。在这48年的教学、行医生涯里，罗仁老师曾在南方医科大学中医药学院担任中医内科教研室主任，从年轻助教成长为二级教授；也在临床一线的工作中，从住院医师成长为主任医师，从年轻中医成为名副其实的名老中医。

对患者来说，罗仁老师是一位医术高超、医德高尚，能为他们缓解疾病痛苦的良医；对我们学生来说，罗仁老师是一位带领我们走上临床，指导我们学会看病、开方，教导我们良好医风医德的良师。在跟随罗仁老师学习的短短一年时间里，我亲眼见证了许多中晚期肾病患者在罗仁老师一次次的辨证论治中，生化指标逐渐改善，临床症状得到缓解，生活质量大大提高。被他治愈和挽救的患者究竟有多少，很难数得清。

我清晰地记得，一位确诊为IgA肾病5期，合并有高脂血症、高尿酸血症的中年患者，因长时间受腰酸、夜尿频多、睡眠质量不佳的困扰，听闻罗仁老师对肾病的治疗有着丰富的经验后，不远千里前来找罗仁老师看病。罗仁老师通过望闻问切，仔细辨证，为他开具了一份全方位的综合处方。到第二次复诊时，患者的腰酸、睡眠情况就比之前明显好转了不少，晚上起夜的次数少了，生化指标也下降了，血肌酐从初诊的369μmol/L降至338μmol/L。复诊时，罗仁老师根据患者的病情变化对药方进行了调整，还为他手写了日常生活要注意的事项，鼓励他坚定治疗的信心。到第八次复诊时，患者的症状已经基本缓解，血肌酐也下降到了265μmol/L，他激动地握着罗仁老师的手表示感谢，还叮嘱我们这群跟诊的学生一定要好好向罗仁老师学习，未来成为一名像罗仁老师一样医术高超的名中医。

在跟着罗仁老师学习的过程中，看着课本上学习过的各种中药、经方使用在患者身上取得了良好的疗效，听着患者一声声发自内心的道谢，无数个这样的瞬间，让我对中医药充满了信心，也让我更加坚定了要成为一名治病救人的优秀中医的信念。

罗仁老师平日不仅在医术方面给予我们指导，更是教育我们要自觉养成良好的医风医德。医者仁心，他时常叮嘱我们要每日将医圣孙思邈所著的《大医精诚》默读背诵，内化于心，外化于行。罗仁老师常说："身为医者，应待患者至精至诚，对患者常怀感同身受之心，设身处地为患者着想，让折磨的患者病痛得到缓解，生活质量得到提高。"对待每一位患者，罗仁老师总是能够充满耐心地询问他们的情况，安慰他们，鼓励他们，并充分考虑每位患者的家庭经济情况，开出有效且费用适宜的处方，最大限度地减轻患者的经济负担。

在罗仁老师身上，我真切地感受到了，要想成为一名优秀的医生，精湛的医术和高尚的医德是缺一不可的，而我还有很长的路要走，在学医这条路上，罗仁老师始终是我前进方向上的榜样！

（谢钡　罗仁）

三、沟通是建立良好医患关系的基石

在医生的临床工作中，与患者的沟通是非常重要的，大部分的医疗纠纷都与医患之间的沟通不到位有关。医患关系的正确处理是医生需要终身学习的话题。那如何才能有效沟通呢？

在跟随罗仁老师出诊的过程中，我总结了几个常用的沟通技巧。第一，设身处地，换位思考。医生在给患者看病时，需要多考虑患者的诉求，多从患者的角度考虑问题，转换角度，可以使沟通更容易。第二，学会信任。医患之间的矛盾很多时候是因为彼此的不信任造成的，学会信任，可以使沟通更顺畅。第三，善于观察。医生必须了解患者的心理活动特点，运用心理学技巧抓住患者的心，在就诊时，体现出对患者的关心和重视，表现出强烈的责任感，可以让患者在就诊时获得最大限度的心理满足，从而对医生产生信任。

在医生与患者的交流中，医生需要做到以下几点：第一，真诚。医生在看病时要秉着真诚的态度，如果没有信任和真诚，任何技巧都是没有用的。第二，倾听。医生要多倾听患者及其家属的感受和诉求，能做到的尽力去做，做不到的及时讲清原因。第三，尽量使用患者和家属听得懂的语言进行说明，不需要太多的专业术语，多用日常生活中的事情进行比喻，可以帮助患者及其家属更好地了解病情。第四，学会安慰。很多时候，患者在得知患病后容易产生抑郁情绪，这个时候医生应及时开导和安慰，帮助患者树立治愈疾病的信心。第五，尽可能向患者解释清楚治疗方案的选择和治疗过程中的注意事项，把可能出现的医疗作用与医疗风险说清楚，既能保护患者的权益，也能保护医生自身。第六，帮助患者树立信心，做到相信自己、相信医生、相信医院！

（王姝婉　罗仁）

四、神奇的脉诊——要学习的不只是脉诊

2020年11月16日，我跟随罗仁老师出诊，又是一个忙碌的上午，患者络绎不绝。出人意料的是，这天来了一个"难缠"的患者，他不肯说出他的症状，要求罗仁老师只能通过脉诊来看病。那这病能看成吗？我不禁在心里嘀咕。

只见这位患者表情严肃，一脸不屑。他坐下便说："医生，我去过很多医院，看过好多医生，无论是西医还是中医，时间、精力都花费了不少，但没有一个能把我治好的。你不是中医吗，听说中医光靠把脉就能看病。这样，你也别问我哪里不舒服了，我不会跟你说的。你就给我把脉，看你能把出什么名堂来。"

罗仁老师也不计较他的态度，随手拿出一张白纸，把笔放在纸上，便把起脉来，也不说话，诊室一片寂静。不一会脉诊就结束了。罗仁老师在纸上快速地写了起来，然后把纸笔拿给跟患者说："我这里列了十个症状，符合的您就打钩，如果十个中不超过六个，您可以另请高明。"

患者拿过来仔细查看，一口气连着勾了好几个，似乎还没有对应不上的。患者也由一开始的不屑转变为尴尬，再到不可置信，最后他肃然起敬。居然全都说对了！他不得不承认眼前这位医生的医术确实精湛，便一五一十地说出了病情。在一旁的我也十分惊讶，中医不是应该要四诊合参才能准确判断吗？怎么光靠脉诊就可以看病了？

患者说他腰膝酸软、耳鸣已经5年多了，这5年以来总是觉得疲劳乏力，时常感到心悸，睡眠也不好，经常做梦，每晚要起来跑好几趟厕所，记忆力大不如前，还特别怕冷。罗仁老师给他下了疲劳综合征的诊断，用小生六汤加酸枣仁30g、百合30g、金樱子30g、桂枝10g、白芍10g进行治疗；还嘱咐患者要保持心情愉悦，适当运动，饮食均衡，交代患者每日药膳疗法。

待患者心满意足地出去了，我忍不住好奇，连忙请教罗仁老师。罗仁

老师语重心长地教导我们：中医是讲究望闻问切、四诊合参，光靠脉诊是不够的。虽然患者要求只能脉诊，但是望诊、闻诊还是可以利用的，三诊合参，也能得到不少信息了。自患者进门的那一刻起，我们就可以观察他的神色、体形、步态等。比如今天天气并不冷，但他穿的衣服较多，面容憔悴，没有光泽，黑眼圈重，口唇不红润，由此可以判断他平时有怕冷、疲倦、寐差等症状，偏于脾肾阳虚的证候；他进门的表情是焦虑的、不屑的，可以推测还伴有心烦、抑郁；步态缓慢、乏力，手扶着腰，可以推测出他平时应该有乏力少气，可能还有腰膝酸软；等他开口说的第一句话，我们就可以听到他的声音，他的声音不大，考虑以虚证为主；最后通过把脉，可以感受到他的手是冰冷的，可以推测他平时怕冷，脉弦细再次验证我们的这些判断。还有，他说看过很多医生也没有确诊，病程比较长，可以推测，他没有得什么危重疾病，心理因素对他的影响很大。所以，不是脉诊神奇，只是司外揣内而已。这类患者的依从性较差，他看过这么多医生，症状没有缓解，不一定是方不好。我们在治疗这类焦虑的患者时，要更加注重沟通，给他生活、饮食、运动等全方面的指导，让他在心理上感觉被重视，觉得收获很多。方药上要注重解决患者最难受的症状，这样疗效有保证，患者自然有信心，也信任医生了，依从性好了，那么再多的症状也可以慢慢调理了。同时，如果想进一步提高脉诊的水平，应好好学习体会李时珍的《濒湖脉学》，假以时日，亦可以脉诊断。

按：提倡医生应把患者当朋友，也提倡患者找一位自己信赖的医生并和他成为朋友。良好的医患关系有助于营造良好的医疗环境。

（李晓文　罗仁）

五、早临床，读经典，用经方

俗语有云："熟读王叔和，不如临证多。"在与老师交流时，罗仁老师多次教导我们，学生应该早临床、背经典、用经方。

1.早临床

中医的学习，不仅是在课堂上对理论知识进行学习，更重要的是在临床实践中学会将理论与实践相结合。如何把自己所学的理论知识熟练地运用到临床实践是十分重要的。因为中医是一门建立在实践基础上的医学，罗仁老师常常鼓励我们利用课余时间多跟诊。他强调，理论知识的学习与临床实践是有着一定差距的，不要等到理论学习完了才考虑临床实践，平时就要多看、多问、多听、多实践，只读不做是不行的，要在临床中读、从临床中悟，两者缺一不可。就开方来说，这个方剂为什么这么用、什么时候用该用什么方、剂量应该用多少等问题只能通过长期的临证实践去理解、去感悟，我们能做的，就是在一次次的实践中体会中医、感受中医、品味中医。

2.读经典

"熟读唐诗三百首，不会作诗也会吟。"真正地研习中医，并做到学有所获、学有所得，学懂弄通中医理论，读中医经典是一项必不可少的基本功。罗仁老师曾多次向我们强调熟读经典的重要性。学习中医，如果不熟读经典著作、打好根基，就像无源之水、无本之木。

3.用经方

在临床实践中，罗仁老师也十分注重对经方的灵活应用。如在面对肾病综合征患者时，他就十分善用经验方小四五汤加减治疗。小四五汤由东汉张仲景《伤寒论》中的小柴胡汤、五苓散，以及宋代《和济局方》中的四物汤三方相合而成，取三方的字头命名，称小四五汤，有益气养血、滋肾利水、理气化瘀之功。患者如有腹水，罗师在方中常加大腹皮治疗，病程日久者常加丹参治疗。他用一次又一次的实践向我们展示了经方的魅力。

按：相信经典、相信经方的疗效，经方是中医的精华，也是中医人自信的根基！

（李星金　罗仁）

六、常思考，多实践，勤学习

2019年8月，我开始了每周1次的师承学习。这段跟师实践的日子距今已过去了许久，回望过去，在罗仁老师身边学习的点点滴滴依旧历历在目，其间我获益无数，而这些都化作了我如今在行医道路上前进的坚定力量。今天一一复盘，我做了如下四点总结。

1. 常思考，多反问

在每周跟师的半天时间中，我们经常会遇到十几个不同的患者，虽然这些患者大多罹患肾系疾病，但病同证不同，证同病不同，每位患者的病情都有其个体化差异。其中也不乏复诊患者，他们在疾病发生、发展过程中呈现出来的阶段性、周期性变化都值得我们思考，作为治病救人的医生，我们不能一味复制粘贴上次就诊时所用的药方试图一劳永逸，那样既是对患者的不负责任，也是对自身所学医术的亵渎。

在每位患者来就诊的时候，我们要将老师与患者之间望诊、闻诊、问诊、切诊的内容分门别类，在脑海里反复思考、分析、归纳，以找出其中对临床诊断、临床治疗有价值的内容，并在原始材料的基础上进行升华和提高。《论语》有云："学而不思则罔，思而不学则殆。"对于每一个病例的特殊性和罗仁老师开方的差异性，我们要深入思考。例如老师所开的每一个经验方，其药味组成是什么、配伍特点是什么、用量变化如何、煎服用法有什么要求、如何加减化裁、适应证是什么、禁忌证是什么、组方思路是什么，这些都是需要我们反复思考揣摩的问题。同时，在思考的基础上，我们也要培养自己的逆向思维，譬如，针对某些症状，可用的药味有很多，这些药物归经相似、性味相似、功效相似，老师为什么会选择这几味药物，而不选择其他相似的药物，它们是否具有可替代性？又比如说，对于患者出现的某些症状，经过自己独立思考后得出的结果可能与老师的判断有出入，这时我们要及时询问，分析是在思维构建过程中的哪一环节出现了问题，在这样反复地咨询和交流的过程中，我们就能探索出自己不曾掌握的知识点和薄弱之处，这些就是我们跟师实践的所学所得，也是师承的意义。

2.常动笔，多实践

跟师的时间很短暂，只有半天的时间，但这半天里的信息量却是巨大的，仅仅依靠记忆力是不可能全部记下来的，所以在跟诊过程中，我们要勤动笔，多记录，将听到、看到的内容随时记录下来，这是收集、储存资料的重要手段。收集资料的方法常有两种，一种是即时记录，即随听、随看、随时记录；另一种是追记，即将听到、看到的内容，通过回忆的方式记录下来，在此基础上再分析归纳、加工整理。两种方法都很重要，是学生学习应该掌握的技能之一。

在跟诊的过程中，我们还要多实践。每当就诊的患者病例十分具有研究价值时，罗仁老师就会停下来让我们跟诊的同学在规定的时间内，依据自己的辨证论治开方用药，最后由他统一批阅、一一点评。这种培养中医临床思维的方法让我收获颇丰，我从中学习到了不少知识，因为仅观摩学习而不亲自动手实践是没办法检验自己的所学所得是否到位的，包括病历处方的规范书写等，而罗仁老师为我们提供了机会。

3.常阅读，多学习

中医学是一门从古至今传承下来的学问，其中凝聚了几千年来中医大家的智慧和心血，非一日之功可以学透。而现阶段的我们仅经过了大学五年的本科教育，所掌握的都是浅层的课本知识，还未能充分领悟中医的深刻内涵。因此，我们需要加强对中医经典的学习，加深自己的理解层面，扩大自己的知识领域，培养中医辨证思维。常言道："站在巨人的肩膀上"，在学习任何一门学科时，最宝贵的就是能得到前人的经验和指导。前人的失败经验，可以让我们反思并开拓其他方向的可能性，前人的成功经验，可以让我们有信心朝着自己的目标坚定前行。加强课外对中医领域的探索，汲取他人的优秀成果，内化为自己的所得，不断提高自身素养，才能为日后临床夯实基础。

4.常微笑，多安慰

"立业先立德""医者仁心"这些都是我们从罗仁老师身上学到的优秀

品德，面对前来就诊的患者，无论是首诊患者，还是复诊患者，罗仁老师都是用同样亲和的态度对待，仔细聆听，耐心询问。有些患者是不远千里从外省慕名前来就诊，他们在讲述时不可避免地带有地方口音，这时常对临床问诊造成一定的阻碍，而罗仁老师总是耐心地询问，反复确认患者所表达的内容是否与我们理解的一致，以免对后续的诊疗造成偏差，这种从医多年依旧敬业严谨的精神实在值得我们年轻一代学习。有些患者在就诊过程中情绪不稳定，有些患者因为焦虑自身病情而烦躁不安，有些患者因为辗转多地就医仍不见好转而垂头丧气，在面对这几类患者时，罗仁老师充分运用了心理疏导疗法，耐心劝导、宽慰患者，因为此刻我们就是患者唯一的精神寄托，正如希波克拉底誓言中说的，"健康所系，性命相托"。

在我的人生轨迹之中，跟师学习是一项重大的收获，让我对未来要从事的中医健康事业有了更深刻的了解和领悟，也让我明白了理论和实践的距离以及二者结合的重要性。在学习中医的过程中，理论知识是抽象的，光靠理论学习无法很好地理解其中的奥妙，而实践就是辅助理解理论知识的桥梁。我很珍惜每一次的跟师实践，因为我明白，只有用心去学习，尊重老师，尊重医学，才能学有所得，才能成长为一名优秀的中医，才能真正肩负起医生治病救人这一神圣的使命。

按：常思考，你为什么要学习中医、为谁学中医。多实践，如何加快提高自己的中医临床技能和水平。勤学习，如何把实践中的经验提升到理论高度。

（杨馨雨　罗仁）

七、开合格处方，做合格中医

中医药学凝聚着深邃的哲学智慧和中华民族几千年的健康养生理念及其实践经验，是一门传承性极强的学科。没有传承就谈不上发展，正确处理好传承与发展的关系，是振兴中医的关键。名老中医学术思想和临床经验是中医药传承发展中最为核心的部分之一。名老中医传承模式也是多样的，包括门诊跟师学习、参加名老中医经验学习班讲座、观看名老中医诊疗录像、数据挖掘、定性访谈、病案整理、经验总结、经验方或新方的机制研究和开发利用等。名老中医经验传承践行着中医"经验"向"知识"再向"证据"转化的路径，推动了中医育人的发展。

"师带徒"模式是中医传承的重要方式之一，而门诊是师承教学的重要场所，门诊师带徒教学具有师徒交流方便直接、学习病例直观生动、适用范围广的优点。无论是中医院校教育、医师规范化培训还是"西学中"等，都可以采用门诊师带徒的方式来开展中医师承教学工作，同时可以弥补院校教育的不足。

因此，笔者基于全国名老中医罗仁教授的门诊教学经验，从门诊处方书写规范、处方书写步骤、处方点评、总结反思四方面探讨基于名老中医传承的门诊处方书写教学模式，希望为名老中医传承工作及中医教育探索出一种规范、可行的门诊教学方式，引导学生开合格处方，做优秀中医。

1.门诊处方书写规范

罗仁教授认为要学习名老中医的经验，传承发展好中医药，首先要学会开一个合格的处方，并从多年的门诊教学经验中总结出了一套围绕门诊处方书写规范的门诊教学模式：即挑选合适的 1~3 个初诊病例，由带教老师确定病证，由学生书写门诊处方，随后进行集中点评，学生课后进行总结反思，患者再诊时再开处方，再进行点评和总结。这种训练学生书写规范门诊处方的方式，可以提高学生中医思维的灵活性，促使其体会、思考和总结名老中医的经验，是一种简便可行的名老中医传承模式。

罗仁教授认为一张合格的处方要符合以下几点要求：

（1）要素齐全，一般要包含以下内容：患者的姓名、性别、年龄，诊断，证型，治法，代表方，药物，剂量，煎服法，落款等。

（2）理法方药一致：即药物对应代表方，代表方依据证型给出，证型与治则治法一致，这里每一个要素都环环相扣，只有确定疾病和证型，才能确定治则治法，最后以法立方，做到理法方药一致。任何一个环节出错，都无法开出合格的处方。

（3）君臣佐使明确：即按照君臣佐使的顺序书写处方，这里涉及药物的用量和比例，也是比较难的一步，即使是相同的药物组成，药物剂量不同，临床疗效也大不相同，可以体现治疗的侧重点，考验医生的基本功和临床思维。

（4）书写规范：即一行写三个药，不能有错别字、不能涂改等。此外，还要把握开处方的速度，不计算收集四诊资料的时间，完成处方的时间不应超过10分钟。

2.门诊处方书写步骤

（1）辨病、辨证：收集完四诊资料后，便可四诊合参来辨病、辨证。为了使处方具有可比性，经过讨论后，由带教老师统一确定病证。病是疾病发展全过程的概括，明确疾病诊断，根据该病演变发展的一般规律，抓住疾病的基本矛盾，把握全局，有利于加深对该病本质的认识和辨证论治。证是疾病某一阶段的病理状态的概括，是疾病的主要矛盾。临床上典型的、单纯的证少，更多表现为兼夹、复合的形式，因此临床辨证要灵活，不要拘泥于证型（临床常见、典型的证），可以自己概括出证名，但也要规范。证名一般由病位+病性组成，如脾虚证、血虚证。有时可以加入代表病机或趋势的连接词，如寒湿困脾证中的"困"是代表病机的动词，脾虚气陷的"陷"代表病势。可按如下公式组成证名：病位（表里、气血、阴阳、脏腑经络、卫气营血、三焦、六经等）+病性（寒热虚实）或+病因（外邪、情志、内伤劳倦、饮食失调等）或+病势（疾病发展变化之趋势）。

（2）确立治则治法：根据诊断和证型，确立治则治法。治则是治疗疾病的基本原则，包括治病求本、正治与反治、治标与治本、扶正与祛邪、调整阴阳、调整脏腑功能、调理精气血津液等。治法是指针对疾病与证候的具体治疗方法，如益气养阴、温阳利水、健脾祛湿等。

（3）拟定代表方：依据治则治法，选择合适的方剂，适当加减，明确君臣佐使，尽量精简处方，还要注意药物剂量、煎服法等。

3.处方点评

学生们开好处方后，老师集中点评处方，指出存在的问题，给出相应的建议。笔者在罗仁教授门诊处方书写训练中发现，学生经常犯的错误有：

（1）辨证不准确，没有把握主要矛盾。

（2）治则治法与辨证不一致，或辨证与代表方不一致，或代表方与药不一致。

（3）君臣佐使不明确。这需要学生经过长期的实践积累，才能灵活把握君臣佐使的配伍。建议学生温故知新，时常巩固基础知识。

（4）药物剂量不能熟练把握。如不论君臣佐使、质量轻重、有毒无毒等均用10g，建议学生阅读中药学相关书籍，学习药物基础知识；积极利用在中药房轮科的机会，认识药物的外形、质地、味道等；有目的地关注其他医生的处方用量，这样能帮助更好把握药物的常用剂量。

（5）药味过多，不够精简。如患者若兼有睡眠不佳，学生便加了好几种安神的药。

（6）出现错别字、涂改等。

中医学博大精深，学习需要悟性，如《庄子·天道》所记载："意之所随者，不可言传也"。以往"主观体悟"是中医学术传承的重要手段。而按现在的教学模式，本科生最多跟师5年，专业硕士研究生最多再跟师3年，规培生最多再跟师3年，如果悟性不强，没有老师引导，仅靠门诊跟师抄方，学生恐怕不能很好体悟名老中医的学术思想。因此，这种一对一点评的门诊教学模式可以加速学生的成长，有助于名老中医学术思想的传承。

4.总结反思

门诊处方训练结束，学生要收集处方，做好记录和总结反思。要点有：

（1）写方解。

（2）分析学生处方的优缺点。

（3）比较学生处方与带教老师处方的异同点，分析不同之处的用意。

（4）比较前后多次门诊处方的异同，分析处方变化的原因，比较处方的疗效。

5.小结

综上所述，门诊处方书写训练有以下优点：

（1）通过书写处方，可以梳理辨证思路，使处方更加严谨规范。

（2）带教老师点评讲解，可以启发学生的中医思维，帮助学生发现自身的不足之处并及时改进。

（3）随后的总结分析，可以加深学生对带教老师辨证论治时思维演绎过程及处理策略的理解。

（4）长期积累记录的门诊处方，学生可以从中发现带教老师擅长的病种，借此进一步整理总结其临证的辨证规律、药物配伍规律、随症加减原则、用药剂量变化规律、特色治法等。

（5）学生若有疑问，带教老师可以现场随时解答，提高了师生沟通交流的效率。

同时，门诊处方训练也有其不足之处，一是名老中医往往门诊量大，训练书写处方时间较为局促，因此建议训练1～3个病例即可；二是要求学生具备一定的中医理论基础，这样可以节省书写处方的时间，提高训练的效率。由此建议学生平时要多积累，扎实基础，温故知新，同时要有积极性，能坚持至少每周跟诊1次，这样能保证收集病例的完整性，不错过复诊的患者。

门诊师带徒模式是中医活态传承的重要方式之一，罗仁教授的门诊处方书写训练模式可以为名老中医传承教学及中医教学提供参考，促进学生早日成长成才。

（李晓文　罗仁）

八、门诊接诊要规范

在一次跟诊时，罗教授问道："如果现在让你们独立上门诊，你们能不能给患者开中药？"有一些学生回答能，有一些学生犹豫了一会儿说应该可以，也有一些学生说不能。罗教授说："你们是系统学习了中医理论体系的，受过正规中医高等教育的，应该能够自信地给患者开中药，要坚信，中医药是有效果的。"

门诊跟诊时，罗教授常常强调中医治疗的规范性，他总结了门诊接诊患者时需要注意的几个要点。

1.患者进入诊室后，首先要核对患者信息。

2.询问患者主诉，围绕主诉询问病史。

3.进行中医的四诊，望、闻、问、切，缺一不可。

4.进行辨证论治，包括八纲辨证、脏腑辨证、经络辨证等。

5.根据辨病辨证，总结疾病以及证型。

6.开处方，签字，交代患者中药的服用方法及其他注意事项。

罗教授经常向我们强调中医四诊在诊疗中的重要性。如果是初次就诊的患者，应详细询问病史，收集四诊资料，做好病历记录，然后再开出处方。但在罗教授门诊中，很多患者是多次就诊的患者，罗教授常常会询问患者服用中药后症状有无改善，详细记录患者上一次就诊的症状是否好转，以及舌脉、二便情况等；如果比上一次好转，他会在原方的基础上根据症状加减药味，如果没有明显的好转，则会及时调整诊疗思路，更换方药。

（吴梦妮　罗仁）

九、扎实走好行医路

我于2020年7月开始跟随罗仁老师学习，那段时间，每次跟诊，我都能获得不同感悟，我也将学习感受记录如下，以表达对罗仁老师的感激之情。

1. 提早到岗

罗仁老师早上的门诊量一般为40位患者左右，他通常都会提早到达诊室，整理好仪容，准备好工作用具，以最好的状态开启一早上忙碌的门诊。刚开始跟诊的时候我都是卡点到的，虽然没有迟到，但常常是患者来了自己还在慌慌张张地整理琐事，一般都没能听清楚老师对首位就诊的患者的问诊情况，更别谈形成自己的辨证思路了。在认识到自己的错误后，我也积极向罗仁老师看齐，养成了早到岗位、从容整理、提前复习、调整状态的习惯，这一习惯使我受益很大。

2. 快速抓主症

门诊前来就诊的患者很多，为了顾全大局，老师问诊的速度通常很快，但他每次都能迅速抓住患者的主要症状。每当我觉得患者症状很多，错综复杂，找不到主诉的时候，老师总会敏锐地发现一些被我们忽略的细节，从而从众多症状中发现患者最主要的问题。至今我仍然深深记得，老师在上课的时候问我们应该如何问诊患者，我们回答的答案五花八门，从十问歌到西医的问病查体，我们背得很熟，但我们都忽略了在门诊中如何在最短的时间内抓住患者最主要的症状，解决患者的问题。不是说我们在课本上学的东西不对，而是我们还没有找到方法将学到的知识顺利运用在临床工作中。老师告诉我们，当一位患者走进诊室并坐下的时候，我们应该已经开始对患者的神情和状态进行观察，问诊时，首先应该问患者有什么不舒服，再围绕患者的不舒服进行询问，如怎么不舒服、持续多久等，最后再询问其他辅助信息，如是否还有其他不舒服、喜欢喝热水还是冷水、怕冷还是怕热、二便及睡眠如何等，这样就基本掌握了患者的大体信息。当时上课的时候觉得这只是简单的几句话，但是真正到门诊实践后，发现大道至简，这几句话虽然简单但极其有效，能帮助我们在最短的时间内抓住患者的主要问题。

3.治未病在细节

不同于其他老师的是，罗仁老师注重治未病、注重整体观念，他会在给患者开完处方后，告诉患者在日常生活中应该做些什么，比如如何放松心情、晚上几点上床睡觉、该做什么运动等，有时候还会根据患者病情使用家庭汤水疗法，告诉患者每天要用什么药，煲不同的汤，进行"药食同源"调养。这看似与临床治疗关系不大，但对于患者来说却是非常实用的，尤其是现在很多患者都是情绪焦虑、生活作息不规律导致的疾病，如果不能从根本上解决病因，只是一味给患者开药，那效果也会大打折扣。这件事情给我最大的启发是，治未病并非只是喊喊口号而已，而是可以在每一位患者就诊时发挥作用，如春风细雨般融入患者的生活，从而帮助其解除痛苦。

4.真心对待患者

在跟诊过程中，我遇到了几位令人印象深刻的患者。有一位女性患者，她从2013年便开始找罗仁老师看病，直至今日，每次就诊后她都会小心细致地将病历保存下来，可以感受到，她十分尊重并且信任罗仁老师。还有一位3岁多的肾炎患者，这位小患者每次来门诊之前，老师都会提前把检查单开好，让小患者一来就可以先去做检查，节省双方的时间。刚开始这位小患者还非常害怕医生，慢慢地他变得越来越活泼，后来，还没进诊室门呢，他就开始叫医生爷爷好。我想，这样良好的医患关系，离不开罗仁老师数十年如一日的耐心与细致，更离不开他待人真诚的态度和为患者考虑的真心。

在跟随罗仁老师学习的过程中，我感受了他对患者的尊重，对学生的尊重。他的一言一行，都是我们学习的目标和榜样，在这样的良师益友的指导和带领下，我相信，我们可以扎实地走好学医这条道路。

按：在快速、多元、多变的现代社会，健康仍然是最重要的。面对众多患者就诊，应快速抓住主症，抓住主要矛盾，制订合理的诊疗方案，细节决定成败。

（王宁　罗仁）

十、细辨复合病与复合证

在临床上，我们可以发现，很多人往往同时患有多种疾病，并且其证候诊断也并非单纯、单一的。罗仁教授自1992年就提出临床诊断的多元病论思维形式——复合病及复合证，即当患者同时具有两个或两个以上诊断时，称为复合病；同时具有两个或两个以上证时，称为复合证。

复合病有以下临床特点：①客观性，综合南方医院中医科的患者情况，大部分患者存在两个或两个以上的诊断。②倾向性，复合病无性别差异，但会随年龄增加而增加，这可能与老年人正气日衰，易患多种疾病有关；还会随着病程延长而增加，这可能与久病体虚有关。同时，罗仁教授提出复合病的证治原则以"异病同治"为纲，以病机论治为目，针对具体病种和具体患者实施个体化治疗。

1.复合病

复合病的证治要点包括：

（1）确定是否复合病。

（2）辨病以掌握规律：①应区别新病与痼疾，一般情况下，痼疾为本，新病为标，当先治其标。②应区分原发与继发，因为原发疾病的性质往往决定了继发疾病的发展趋势和可能影响的范围，同时也是判定病情轻重、预后的基本依据；应在综合治疗的基础上，以保护重要器官的生理功能为急。③应区分并存与主次，有些复合病往往难以分清新病与痼疾、原发与继发，或本来就不存在新病与痼疾、原发与继发情况，此时需重分清主次，重点治疗矛盾的主要方面。

（3）整体治疗审病机：①异病同治，只要病机相同，即可采用异病同治的方法治疗。②中西医同步治疗，有些复合病标本俱急，需要标本同治，但由于疾病性质有差异及中西医疗效不同，可取中西医各自之长而同步治疗。③分段治疗，根据病情轻重，分段论治。

2.复合证

复合证有以下4个构成要素：病因（外邪、情志、饮食失调、内伤劳倦等）、病位（阴阳、表里、气血、脏腑经络、六经、三焦、卫气营血等）、病性（寒热虚实）、病势（疾病发展变化之趋势）。

复合证有以下10种表现方式：

（1）病因+病位：如气滞血瘀证。

（2）病性+病位：如脾肾阳虚证。

（3）病势+病位：如血瘀化热证。

（4）病因+病性：如肝郁脾虚证。

（5）病因+病势：如肝郁化热证。

（6）病性+病势：热盛伤阴证。

（7）病因+病位+病势：如食滞胃肠化热证。

（8）病因+病位+病性：如下焦湿热壅结证。

（9）病位+病性+病势：如心肾阳虚欲脱证。

（10）病因+病位+病性+病势：如邪热犯心、痰热内陷证等。

复合证有以下临床特点：①客观性，综合南方医院中医科的患者情况，大部分患者存在两个或两个以上的证。②倾向性，随病程延长，复合证增多；随着年龄增加，复合证增多；与性别有关，如复合郁证多见于女性，即女性多郁，复合血瘀证则多见于男性，即男性多瘀。③相关性，以消化系统、泌尿系统、结缔组织疾病的复合证多见；复合证证候中以肝肾亏损、脾肾不足、脾胃虚弱、脾虚肝郁等多见，以虚为主、虚实夹杂，表现为多脏腑的失调；与"本证"密切相关。

复合证的证治要点有：

（1）确定是否复合证，辨别原发证与继发证、主证与次证。

（2）强调个体化的整体治疗观，即把握病因治疗、病位治疗、病性治疗与病势治疗4个层次。①病因治疗：针对构成疾病与复合证的病因进行治疗，包括祛风、清热、散寒、祛湿、润燥、解暑、消导、调摄精神等。②病位治疗：针对复合证的病变部位，如阴阳、表里、脏腑、经络、卫气营血、三焦、六经等，区别病位，用药时才能有的放矢、药达病所。③病性治疗：针对疾病与复合证的寒热虚实性质，予温寒、清热、补虚、泻实治疗，此为治本之精髓。④病势治疗：针对疾病发生发展趋势，如由表入里、寒化、热化、虚实转化、阴阳转化等，或因势诱导，引邪外出；或扶弱抑强，扶助正气，促进疾病之康复。

（李晓文　罗仁）

十一、抓主症辨证，按体质指导治疗

《大医精诚》云："见彼苦恼，若己有之，深心凄怆"。当一位患者来就医时，必然有其最困扰的问题，也就是我们平时所说的主诉。患者可能诉有多个症状，这就需要我们在问诊的时候仔细辨别，判断患者最需要解决的问题。比如罗教授接诊的一位患者，患者长期失眠，这是我们需要解决的问题之一，在问诊的过程中亦得知，患者尿频，夜尿多，4～5次/晚。换位思考一下，如果我们每天晚上需要起床4～5次上厕所，这样的睡眠质量能好吗？所以想要解决患者失眠的问题，首先要解决夜尿多的问题，用药时再加些养心安神治疗失眠的药味（酸枣仁、金樱子、益智各30g），患者失眠的症状应该会有所改善。一来患者最困扰的问题得到了解决，看到了疾病治疗的希望，树立了信心；二来增加了患者对医生的信任，使得患者能够放心地接受治疗，遵从医生的嘱咐。

若遇到症状不明显的患者难以辨证时，罗教授认为可根据患者体质进行辨证，即辨体质，在辨体质的基础上用药，同时按照患者体质对其进行起居、饮食、心理方面的指导。心理健康指导是罗教授诊治疾病中浓重的一笔，也是必不可少的。罗教授认为，在治疗疾病过程中，不但要关注疾病本身，更要关注患者本人，要了解患者的心理需求，因人、因时、因地为其提供个性化的综合治疗方案，尽可能提高患者总体生活质量。亚健康人群是罗教授门诊中常见的患者群体之一，罗教授治疗亚健康的常用方为小生六汤，该方由柴胡、黄芩、法半夏、炙甘草、党参、麦冬、五味子、熟地黄、牡丹皮、山药、山茱萸组合而成，取小柴胡汤、生脉散合六味地黄汤之意，全方共奏益气养阴、补肾调肝之功效。临床上亚健康患者多用此方，但需要因人因时调整药味，如年老体虚患者，黄芩量可减少，避免寒凉伤脾，妇人可加益母草调经，便秘者加制何首乌，尿频者加金樱子，不寐者加酸枣仁等。

罗教授教导学生在诊疗过程中要对患者的病情有充分的了解，切不可盲目自信，借助西医的辅助检查可以更好地了解患者病情的发展。如对于慢性肾脏病患者，我们需要关注其肾脏的变化，是否有萎缩、积液等，血肌酐、尿素、尿红细胞、尿蛋白等都是提示病情的重要指标，可以更好地指导临床用药。中医和西医有各自优势的领域，二者的关系并非为"是非论"。对于患者而言，中医和西医都是治疗疾病的手段，作为医生，我们需要正确判断患者的病情，衡量中西医治疗方案的利弊，让患者健康利益最大化。

在临床上，部分患者对中医、西医的治疗方案有着自己的见解，但是他们的认识往往是不全面的。比如有一位慢性肾脏病患者，其临床相关指标提示已经达到血液透析的指征，但患者出于对血液透析的不了解与恐惧，认为一次透析后必须终身透析，故拒绝透析治疗，坚持只用中药治疗。血液透析是一种肾脏替代疗法，也是一种有效的治疗手段，是该患者目前最有效的治疗方案。经过罗教授的悉心解释与沟通，这位患者对自己的病情及中西医治疗方案有了充分的了解，最终同意进行血液透析治疗。再者，肾病综合征的患者在使用中药治疗的同时，其西药类药物也应该继续遵嘱服用，不可随意变量或停用。在疾病面前，医生应做到"无问西中"，以患者为本。

按： 对于众多主诉的患者，应抓住主症辨证；对于无症状的患者，可根据体质辨识指导治疗；对于辅助检查指标改变明显的患者，可依据指标变化进行辨证和治疗。

（谢丽芬　罗仁）

十二、药食结合，饮食养生

罗教授在临床辨证与用药的同时，非常注重对患者进行饮食指导，重视药食结合、饮食养生，这样的方法在临床上很受患者的欢迎。

罗教授门诊的患者群体中有相当一部分是亚健康人群。亚健康状态大家都不陌生，健康状态可分疾病状态、健康状态，以及处于健康与疾病间的亚健康状态。随着社会的发展，越来越多的人处于亚健康状态，罗教授建议通过三级干预方案改善亚健康状态，其中就包括饮食养生内容。

一级干预：自我保健、调理体质。具体可从运动、饮食、心理等方面入手。

饮食方面，罗教授有个膳食"12345"口诀：每天喝1袋奶；吃250～350g碳水化合物；吃3份高蛋白食物；记住4句话，即有粗有细、不咸不淡、三四五顿、少量多次饮水；吃够500g果蔬。

运动方面，要把握"三五七"原则：每天最好步行3 000米，时间在30分钟以上；每周步行5次，保持规律的健身运动；"七"指运动要适量，指运动后的心率＋年龄数值以170左右为宜，如60岁老人，运动后心率以110次/min较为合适。

其他方面，应做到戒烟限酒，每天吸烟不超过6支，健康成年男性摄入酒精量不超过25g/天，健康成年女性摄入酒精量不超过15g/天；保持积极向上的心理状态，培养良好爱好，遇到压力时，做自己喜欢的事。

二级干预：建议每年安排至少1次体检和健康评估，做到早发现、早诊断、早治疗；建立个人和家庭健康档案。

三级干预：进行个体化干预。建议与一位信赖的医生保持长期联络，在专业人士的指导下维护健康。

针对亚健康人群，罗仁教授推荐饮食养生，他认为，有时候"药罐子"不如"菜篮子"，"菜篮子疗法"做得好，可以有效地预防一些常见病。针对亚健康人群，罗仁教授推荐了如下一套"菜篮子疗法"。

周一养肝：食用西红柿、木瓜、胡萝卜、酸奶、猪肝。

周二清心：食用苦瓜、萝卜、洋葱、绿豆、莲子。

周三健脾：食用山药、苹果、薏苡仁、黄豆、番薯。

周四补肺：食用百合、罗汉果、白果、荞麦、冬虫夏草。

周五保肾：食用海带、海藻、贻贝（青口、海虹）、核桃、黑木耳。

周六解毒：食用绿豆、海带、胡萝卜、无花果、木瓜。

周日：据自己喜好，均衡搭配。

罗教授认为，饮食养生不仅要注重吃什么，还要注意什么食物应少吃或最好不吃，比如动物内脏、煎炸肥腻的食物，"发物"如虾、蟹、海鲜、公鸡等。

（罗芹　罗仁）

十三、中医食疗、运动与心理

罗仁教授在看病过程中，注重抓主症，识病因病机，了解并掌握疾病的发生发展过程，强调要关注患者整体生活的调养和保健，因而其在治疗时会为患者开具集饮食、心理指导、运动于一体的综合处方。

首先，罗教授强调药食同源，要将药物融入患者的日常饮食之中，做好中医理论指导下的饮食指导。中医理论指导下的饮食指导具有很强的实践性和应用性，具有自身独特的优势和特色。罗教授常用食疗方如下：山药20g，石斛15g，西洋参10g，枸杞子20g，百合20g，灵芝20g，每日一味中药，加少许肉煲汤。中药讲究四气五味，同样，食物也分四气五味，即辛、甘、酸、苦、咸，辛能散，酸能收，甘能缓，苦能坚，咸能软。该食疗方多选用甘、平、微寒的中药，多归肝、脾、肾经，药性平和，以补益为主，对慢性肾脏疾病患者日常生活的调养可起到较好的保健作用。

其次，罗教授强调加强心理指导。心理指导是患者看病、治病过程中一个重要的环节，也是我们年轻一代最容易忽视的环节。肾系疾病多为慢性病，且大多数患者对肾系疾病及其危害性的认识不足。病情较轻的患者对自己的疾病不重视，错失了早期治疗的机会；而有的患者又过于悲观，认为肾系疾病不能根治，听之任之，放弃治疗，对疾病感到恐惧、焦虑、不安，有严重的心理负担；更有些患者迷信"根治良药""祖传秘方"，想通过某种不合理的方法治愈肾系疾病，放弃了科学的治疗。鉴于以上种种原因，对肾系疾病患者进行心理疏导和护理宣教十分重要。罗教授在治病看病的过程中，会详细询问患者的发病起因、看病过程，了解患者的基本情况、心理素养以及对该病的认识，帮助患者在充分认识肾病相关知识的基础上，鼓励患者以客观、积极的态度面对存在的问题，摆正心态，建立起战胜疾病的信心。积极正向的心理引导对于肾病患者来说十分重要，因为肾系疾病的治疗虽然长期且缓慢，但是经过合理治疗是完全可以控制的，可以帮助避免或延缓并发症的发生发展，提高患者的生活质量。

最后，罗教授强调要适当运动。运动是保健疗法中的一种，科学选择合适的运动项目，合理安排运动量，可以对患者产生积极的促进康复作用。如在心脏功能上，运动锻炼可以改善心脏血液供应，增强心肌收缩力，改善心脏功能；在代谢上，可以促进体内糖代谢，降低体内代谢紊乱导致疾病的风险，还可以提高肌肉耐力；在生活方面，可以促进胃肠蠕动，预防便秘的发生，改善食欲。在给患者的运动建议上，罗教授认为可以选择健步走、慢跑、太极拳、气功等节奏适中、容易放松、全身性的有氧运动项目。

按：把患者引导到健康的日常生活习惯的轨道上来！

（杨馨雨　罗仁）

十四、整体观念，综合治疗

罗教授在临床上坚持以人为本，强调整体观念，提出集药物、饮食、运动、心理于一体的综合治疗方式。这种方式可以使中药治疗事半功倍，患者依从性也好，现将罗教授的综合治疗方案记录如下。

1.放松心情，学会释放压力，保持积极的生活态度。

2.坚持运动，养成每天运动的习惯，选择适合自己的运动方式。

3.清淡饮食，吃饭只吃八分饱，多吃蔬菜水果。保证数量，重视质量，做到粗、杂、素、淡、鲜。如每周菜篮子疗法：

周一养肝：番茄、木瓜、胡萝卜、酸奶。

周二清心：苦瓜、萝卜、洋葱、绿豆、莲子。

周三健脾：山药、苹果、薏苡仁、黄豆、番薯、南瓜。

周四补肺：百合、罗汉果、白果、芥菜。

周五保肾：海带、海藻、淡菜、核桃、黑木耳。

周六解毒：绿豆、海带、胡萝卜、无花果、木瓜。

周日：视个人情况而定。

又如每日药膳疗法：百合30g，山药30g，人参10g，灵芝20g，枸杞20g，田七10g，石斛15g，每日任选1味，加入适量鸡肉、排骨、瘦肉等，煲汤饮用。

4.作息规律，提高睡眠质量。提高睡眠质量的10个方法：①坚持规律的作息，不要因为休假而睡得过晚或过久；②睡前不猛吃猛喝；③睡前不喝咖啡；④下午锻炼；⑤保持室温稍凉；⑥白天不睡太久；⑦保持安静；⑧拥有舒适的床；⑨睡前洗澡；⑩不依赖安眠药。

5.保健小运动：叩齿咽津100～1000次/天；腹部按摩，顺时针、逆时针各按揉100次/天；提肛运动300次/天。

6.定期体检。

7.中药调理。

（李晓文　罗仁）

十五、方外之方——以人为本的综合治疗方案

罗教授在看诊过程中，总是给患者开两张处方，一张是常规的中药处方，另一张则是对患者日常生活的指导，包括饮食、运动、起居、心理、自我保健等方方面面。

在这张方外之方里，罗教授最常叮嘱患者就是"放松心情，保持良好的心态"。《黄帝内经》有云："恬淡虚无，真气从之，精神内守，病安从来""正气存内，邪不可干"。在门诊中，我们经常看到很多患者表现出胸闷、心悸、失眠等症状，进一步检查并没有太大问题；也有一些患者十分担忧病情进一步发展，整日忧思、恐惧，以致心神不宁，坐卧不安，各种不适也就随之而来。心态平和，气血调畅，阴平阳秘，自然健康，所以，保持良好的心态是最简单又有效的健康秘诀。

其次，对于行动无碍的患者，罗教授多建议坚持适当运动，老年人可每日行6 000步，年轻人每日行10 000步。生命在于运动，运动虽然不能包治百病，但是可以加速新陈代谢，提高机体免疫力，还可以改善睡眠质量，缓解精神压力，一举多得。

调节饮食也是这张方外之方中的重要内容。南方地区的人们擅长煲汤，常有患者询问可以喝些什么汤，罗教授会根据患者病情，开出一周的药膳处方，既可以是家常美味，也可以是养生良药。同时，罗教授也会叮嘱患者养成八分饱、多食蔬菜水果的饮食习惯。此外，罗仁教授还会结合患者情况，在这张方外之方里开出沐足、按摩、叩齿咽津等养生方法。

罗仁教授的综合治疗方案使我受益良多。在看诊过程中，医生面对的是一个寻求帮助的患者，而不只是一个疾病。一张小小的方外之方，是更完善的治疗方案，是对患者更真诚的关怀，更是一个老中医的仁心仁术的有力体现。

按：重视心理、运动、饮食等非药物的综合治疗，这本就是社会－生物－心理医学模式的基本要求，临床医生应予以重视，不可局限于一病一方。

（韩双双　罗仁）

十六、罗仁教授临证思路及遣方用药

罗教授擅长治疗肾病综合征、血尿、蛋白尿、糖尿病肾病、急慢性肾炎、慢性肾功能衰竭、肾结石等肾系相关疾病，以下是我在跟师学习过程中对罗教授临证思想及遣方用药的一些心得和体会。

1. 小生六汤与脾肾亏虚证

各种慢性肾脏病的病因有外因和内因之分，以内因居多，如先天禀赋不足、后天饮食不节、七情内伤、劳逸失度等，外因则有外感六淫、邪实伤肾等，内因外因合起而生病，导致人体脏腑功能失调，阴阳失衡，气血失和，累及于肾，便产生了慢性肾脏病的各种证候。

而在此之中，罗仁教授又认为脾肾两脏的亏虚是慢性肾脏病起病的关键所在。肾为先天之本，为人体生命之本原，肾精贵藏，化生肾气，内含阴阳，肾阴肾阳互根互用，协调一身脏腑之阴阳，故又称肾为"五脏阴阳之本"，肾藏精的生理效应多表现在促进人体生长发育与生殖、主司脏腑气化两方面。罗教授认为，先天禀赋不足，后天情志过恐，或房劳过度，或饮食未节，均可导致肾精不足，肾阴肾阳受损，从而使肾脏的生理功能异常，出现一系列肾系疾病，如肾气不足，肾失开阖，则主水功能异常，水液代谢异常，出现少尿，进一步演化为水肿，多尿则发展为尿频；肾气不足，固摄作用失常，精微不固则出现蛋白尿；肾阴亏虚，虚热灼伤脉络则出现血尿。

又脾脏与肾脏生理功能联系紧密，因而病理上互相影响。脾脏主运化水谷精微，为后天之本、气血生化之源，脾之运化赖肾气及肾阴肾阳的资助和促进，始能健旺；肾之所藏先天之精及其化生元气，亦依赖脾气运化的水谷精微的不断充养和培育。先天与后天，相互资生，相互促进。如果脾虚失运，水谷精微乏源，则后天之本充养不足，肾脏受损，功能出现异常。其次，脾属土，居中央，脾土制水功能异常，则肾水泛滥，水湿内停，聚而生痰，出现水肿、腰酸腰痛、面色少华等一系列临床表现。对于此类病证，罗仁教授认为脾肾亏虚是本，外感邪实是标，本虚标实，贯穿整个慢性肾脏疾病病变过程，故用小生六汤对证治疗。

小生六汤由小柴胡汤、生脉散及六味地黄丸三方组成，小柴胡汤疏通三焦、理气和解，生脉散益气生津、敛阴止汗，六味地黄丸滋补肾阴。小生六汤由柴胡、黄芩、法半夏、炙甘草、党参、麦冬、五味子、熟地黄、牡丹皮、山药、山茱萸等组合而成。其中党参补益脾肺、益气生津，熟地黄滋阴益肾、填精益髓，柴胡疏肝解郁，三者合用，补肾调肝，益气养阴，为君药。山药气阴双补、平补三焦，山茱萸补益肝肾、收敛固涩，与熟地黄相伍，为"三补"之意。麦冬养阴清热，五味子酸温敛阴，二者与党参合用为"生脉散"之意，益气生津，上药为臣。佐以牡丹皮、黄芩清热凉血燥湿，清除郁热、虚热，又合黄芩、柴胡、法半夏、党参为"小柴胡"之意。炙甘草益气补脾，调和诸药，为使药。诸药合用，共奏补脾益肾、益气养阴、清热祛湿之功效。

2. 小四五汤和水瘀互结证

肾病综合征以大量蛋白尿、低蛋白血症、水肿和高脂血症为特征，在中医学中属"水肿""尿浊""腰痛""虚劳""癃闭"范畴。罗仁教授认为气阴两虚是肾病综合征的病理基础，然责之于肺、脾、肾三脏。《素问·至真要大论》曰："诸湿肿满，皆属于脾"；《诸病源候论》曰："脾虚不能制水，故水气盈盈，流遍四肢，所以通身肿也"；《素问·水热穴论》云："肾，胃之关也，关门不利，故聚水而从其类也"；《诸病源候论·水病诸候》云："水病无不由脾肾虚所为，脾肾虚则水妄行，盈溢皮肤而令身体肿满"；《证治汇补》云："肺主皮毛，风邪入肺，不得宜通，肺胀叶举，不能通调水道，下输膀胱，亦能作肿"；《景岳全书·肿胀篇》云："凡水肿等证，乃肺脾肾三脏相干之病。盖水为至阴，故其本在肾；水化于气，故其标在肺；水唯畏土，故其制在脾"。可见肺脾肾三脏与水之布散关系密切。而肺脾肾三脏功能失司，出现气阴两虚之证，失其通调宣肃、运行转输、气化泌别清浊之功，气虚则精微固摄失调，出现大量蛋白尿，气虚运化功能不足，则水湿停聚，形成水肿，又阴虚虚热内生，灼伤津液，脉络受损，形成离经之血，血溢脉外而成瘀。同时，"津血同源"，津液内停于组织间隙或体表，则血液浓缩，血少则脉道不利，形成高脂血症。

对于此类病证患者，罗仁教授提出了专方治疗，即小四五汤。小四五汤由张仲景《伤寒论》中的小柴胡汤、五苓散及宋代《和济局方》中的四物汤三方合成，全方药物由柴胡、黄芩、党参、法半夏、白术、茯苓、泽泻、猪苓、桂枝组成。方中小柴胡汤行"疏通"之意，和解少阳、疏通三焦；五苓散通阳化气，利水渗湿；四物汤养血活血，祛瘀生新；同时，茯苓、党参、白术又寓有四君子汤之义，理气和中，补脾益气。全方合用，共奏益气养血、滋肾利水、理气化瘀之效，对于脾肾两虚、水瘀互结一类的肾病综合征患者疗效极佳。

3.罗氏排石汤与湿热蕴结证

淋证是肾内科临床的常见病和多发病，以尿频、尿急、尿痛和尿意不尽等膀胱刺激征为突出临床表现。中医认为淋证即小便频数短涩，滴沥刺痛，欲出未尽，小腹拘急，或痛引腰腹者。五淋即为石淋、气淋、膏淋、劳淋、热淋也，现代中医临床仍沿用五淋之名。而石淋即是西医临床上常说的肾结石、输尿管结石、膀胱结石、尿道结石等尿路结石的统称。罗教授认为石淋多为湿热久蕴，煎熬水液，尿液凝结，日积月累，聚为砂石，则为"石淋"。石淋的病位在肾和膀胱，主要病机为肾阳亏虚，湿热蕴结下焦，肾与膀胱气化不利，开阖失司。肾阳不足，湿热内蕴是石淋的主要病因，肾虚为本，湿热为标。罗仁教授以"排石必理气，气行石易动；排石必活血，瘀去石易排；排石必通淋，水利石易下"为治疗理念，提出了罗氏排石汤的石淋专方，全方由黄芪、生地黄、乌药、牛膝、金钱草、海金沙、滑石粉、冬葵子、车前子、槟榔、炙甘草组成，其中金钱草利水泄热，排石通淋，为君药；冬葵子、车前子、海金沙、滑石粉清热利湿，通淋排石，助结石下行；黄芪利尿消肿而又行气活血，气行则石行；牛膝引血下行，生地黄清热凉血，养阴生津，又因清热利湿排石的中药多为苦寒之品，故加入少量乌药行气止痛，温肾散寒，共助结石下行。

中医治病，以辨证论治为基础，以四诊合参为纲要，辨病与辨证相结合。专病用专药，专证用专方，因时、因地、因人制宜，是我们今后要学习和前进的方向。

按：小生六汤针对脾肾气阴两虚证；小四五汤针对慢性肾脏病；排石汤针对尿路结石的湿热蕴结证。病、证、方、药结合，各有特色，才是本色。

（杨馨雨　罗仁）

十七、小生六汤临床运用心得

小生六汤是罗仁教授从医40余年总结创立的经验方，此方由小柴胡汤、生脉散及六味地黄丸化裁而来，临床应用非常广泛，且疗效显著，常用于治疗失眠、疲劳乏力、更年期综合征、虚损性疾病、亚健康状态等证属气阴两虚者。

1.失眠

失眠导致的低质量生活状态已成为全世界广泛关注的社会问题。中医治疗失眠因疗效显著、副作用少、方法多样、治病求本等特点，受到广大患者青睐。中医治疗失眠强调调整脏腑气血阴阳，以安神定志为原则，临床上可按心火炽盛、肝郁化火、痰热内扰、阴虚火旺、心脾两虚、心胆气虚等证型进行辨治。《灵枢·大惑论》云："卫气不得入于阴，常留于阳。留于阳则阳气满，阳气满则阳蹻盛，不得入于阴则阴气虚，故目不瞑矣。"病机总属阳盛阴衰，阳不入阴。罗仁教授认为现代人失眠的原因往往为精神压力大，饮食、作息不规律等，造成脏腑阴阳失衡、营卫不和，导致阳不入阴而不寐，故治疗上主张以调和脏腑、调理阴阳、调畅气机为本，兼顾具体证型及症状。小生六汤以熟地黄、山茱萸补肝肾，山药、党参健脾，麦冬、五味子润肺养心，加之柴胡、黄芩疏肝，调理气机，全方合用具有调理五脏、调畅气机之功。在临床具体运用中，常加用酸枣仁养心补肝、宁心安神。酸枣仁可重用至30g，临床效果更佳。若失眠伴有多梦、易惊醒者，可加生龙骨、生牡蛎以敛精安神；若夜尿频数影响睡眠质量，可加金樱子、益智以固精缩尿；畏寒肢冷者，可加桂枝、附子以温补肾阳；失眠伴盗汗、五心烦热者，可加地骨皮、浮小麦止汗、清虚热。

2.女性更年期综合征

更年期是指从中年向老年转变的一个阶段，对于女性来说，绝经是更年期最重要的生理改变，这个时期女性体内激素水平急剧变化，因此比男性更容易出现临床上的各种症状，包括性欲减退、易激动、爱发脾气、郁郁寡欢、有时多疑、失眠多梦、记忆力下降、潮热、盗汗等一系列症状。《素问·上古天真论》云女子"七七，任脉虚，太冲脉衰少，天癸竭，地道不通，故形坏而无子也"，说明人体衰老取决于肾中精气的盛衰。肾为先天之本，绝经前后，肾气渐衰，天癸渐竭，冲任二脉虚衰，肾气衰退引起诸脏乃至全身机能失调是更年期综合征的根本原因。因此，罗仁教授主张治疗更年期综合征以补肾为主。清代著名医家叶天士在《临证指南医案》里提出"女子以肝为先天"，肝主疏泄，可调节排卵行经。女子月事以时下是肝气疏泄功能和肾气闭藏功能相互协调的体现，所以罗仁教授在调经时常常加用疏肝理气药。女性在更年期常有急躁易怒、郁郁寡欢等肝气郁结或肝郁化火的症状，小生六汤在应用熟地黄、山茱萸补肝肾的同时，还以柴胡、黄芩兼顾疏肝，牡丹皮、黄芩清除郁热、虚热，益母草、百合调经安神，因此罗仁教授用小生六汤治疗此类患者往往能收到较好效果。

3.亚健康状态

亚健康状态指是在疾病与健康之间的健康低质状态，临床表现复杂多样，但不符合现代医学有关疾病的诊断标准。现代医学对这类状态的人群的干预暂无确切办法。罗仁教授从2000年开始研究亚健康状态，他认为健康是人体自身处于阴阳平衡的状态，与自然环境、社会环境之间形成和谐、稳定的关系，即所谓"阴平阳秘，精神乃治"；而亚健康状态是由于七情、饮食、劳倦等生活不节导致体内阴阳平衡失调，气血升降失常，气血津液、脏腑经络功能紊乱，从而外在表现出各种不适症状。小生六汤具有调理五脏、调节全身气机的功用，罗仁教授研发的干预亚健康状态的院内中成药制剂"维康颗粒"，正是由小生六汤变化而来，受到许多患者的好评。在临床运用中，以此为主方，随症加减，如疲劳乏力者，加黄芪补中益气；便秘者，加制何首乌润肠通便；便溏者，加白术健脾化湿；眼干目涩者，加枸杞子、菊花养肝明目。

小生六汤由于其确切的临床疗效，至今仍是罗仁教授临床使用最多的经验方之一。当然，这也离不开他精准地把握病机，方能在临床上不拘于形式，抓住主证，随证加减。

按：老中医的经验方，是几十年经验的积累，应传承发扬，但经验方也会有一定局限性，需要学子们共同创新提高。

（邝柳燕　罗仁）

十八、小生六汤异病同治验案举隅

异病同治，是指不同的疾病在发展过程中，出现了相同的病机，采用同一方法治疗的法则。中医治病的法则，不是着眼于病的异同，而是着眼于病机的区别。异病可以同治，既不取决于病因，也不取决于病症，关键在于辨识不同疾病有无共同的病机。

异病同治的理论基础在辨证论治，源于《黄帝内经》，在《伤寒杂病论》中得到发展。汉代医家张仲景在《伤寒杂病论》中虽然没有明确的文字提出"异病同治"，但在辨证论治的治疗原则和具体的方药应用上都体现了这一思想。

罗仁教授临床应用小生六汤时灵活掌握疾病病机，不仅将本方应用于疲劳乏力、精神倦怠、睡眠差等亚健康状态，亦在辨证准确、明确病机的基础上，加减化裁用于治疗其他疾病，且取得较好疗效。罗仁教授这种拟方思路体现了中医学中异病同治的思想。

在跟诊过程中，收集罗仁教授临床应用小生六汤治疗多种疾病的病例四则介绍如下。

1.不寐

患者李某，女，40岁，于2021年7月30日就诊。主诉：入睡困难3月余。现病史：患者诉3月前因工作压力大出现入睡困难，眠差易醒，醒后难以入睡，平素怕热，精神疲惫，偶有胃脘部不适，手足麻木，无头晕头痛，无心慌心悸，无口干口苦等不适，纳食可，眠差，小便偶有不适，大便时干时稀，舌边红，苔薄白，脉弦细。末次月经时间：2021年7月9日，月经量少，有血块，无痛经。辅助检查：2021年7月9日尿常规提示尿蛋白-，尿红细胞++。中医诊断：不寐。辨证：脾肾气血亏虚兼有血瘀证。治法：健脾固肾，益气活血。处方：小生六汤加味。处方如下：柴胡15g，黄芩15g，党参30g，麦冬15g，醋五味子10g，熟地黄20g，酒萸肉20g，山药30g，牡丹皮15g，陈皮10g，法半夏9g，炒酸枣仁30g，金樱子

30g，侧柏叶 30，益母草 30g，炙甘草 5g。共 14 剂，日 1 剂，水煎服。复诊时患者睡眠质量较前改善，故守方继续服用 2 周，睡眠质量明显改善。

该患者平素压力大，思虑过度，劳伤心脾，心神失养导致不寐；脾气亏虚，升降失常，则出现胃脘部不适，胃不和则卧不安，进而出现不寐；气血亏虚，则见精神疲惫，血行无力而血行瘀滞，则见经期有血块；脾虚无力将气血运行至四肢，则见手足麻木；脾虚失于健运，肝脏克制太过，而至肝气乘脾，则出现大便时干时稀；脾肾亏虚，则出现尿红细胞++，舌苔脉象均为佐证。故治疗以健脾固肾、益气活血为原则，予以小生六汤加味，益气健脾，补肾调肝，考虑患者胃脘不适，加用陈皮、法半夏行气燥湿；睡眠障碍且小便不适，加用酸枣仁养心安神、金樱子固精；尿红细胞阳性加侧柏叶凉血止血；月经期见血块，加益母草活血化瘀。

2. 痹症

患者林某，女，47 岁，于 2021 年 8 月 13 日就诊。主诉：发现尿酸增高 3 月余。现病史：患者 3 月前体检发现尿酸增高，无明显不适，纳眠可，小便黄，大便正常，舌红少苔，脉弦。既往史：既往有肝硬化病史，定期复查肝功能正常；2013 年曾行子宫肌瘤剔除术，已绝经；青霉素类药物过敏。辅助检查：2021 年 7 月 1 日尿酸 374μmol/L。中医诊断：痹症。辨证：湿热下注证。治法：清热化湿，健脾益气。处方：小生六汤加味。处方如下：柴胡 15g，黄芩 15g，党参 30g，麦冬 15g，醋五味子 10g，熟地黄 20g，酒茱萸 20g，山药 30g，牡丹皮 15g，百合 30g，茵陈 30g，益母草 30g，炙甘草 5g。共 7 剂，日 1 剂，水煎服。复诊患者诸症减轻，故守方继服，后患者多次来调方，按照上方加减，患者尿酸逐步降至正常。

中医中并无"高尿酸血症"的病名，可归属为"痹症""历节病"。机体脏腑功能正常，水谷精微方可吸收，输送到全身脏腑、四肢百骸，若脏腑功能失调，则气血津液运化失常而发病。脾失健运，痰浊内生，日久化热，湿热痰浊内生，进而导致血中尿酸堆积过多；肝失疏泄，肾司二便功能失调，则痰浊湿热排泄不畅，血中尿酸排泄减少，从而导致湿热痰浊更甚。湿热下注，则小便黄，舌脉均为佐证。故治疗以清热化湿，健脾益气为原则，予以小生六汤加味，益气养阴。清热祛湿，加用百合加强降尿酸的作用，茵陈清热利湿，益母草清热利尿。

3.消渴

患者陈某，男，56岁，于2021年8月27日就诊。主诉：腰酸、口干、多饮、多尿14天余。现病史：患者14天前无明显诱因出现腰酸、口干、多饮、多尿，遂来就诊，无心慌心悸，无肢体麻木等不适，形体消瘦，胃纳可，眠差，大便正常，舌淡暗，边有齿印、瘀点，苔薄白，有裂纹，脉弦细。既往史：糖尿病病史20余年。辅助检查：2021年8月19日查尿常规提示葡萄糖＋，酮体＋。中医诊断：消渴。辨证：阴虚瘀热证。治法：滋阴清热，活血化瘀。处方：小生六汤加味。处方如下：柴胡15g、黄芩15g，党参30g，麦冬15g，醋五味子10g，熟地黄20g，酒茱萸20g，山药30g，牡丹皮15g，丹参15g，酸枣仁30g，荷叶10g，炙甘草5g。共14剂，日1剂，水煎服。复诊患者诸症减轻，故守方继服，后患者多次来调方，按照上方加减，病情稳定好转。

该患者口干、多饮、多尿均为消渴的临床表现。胃主腐熟水谷，脾主运化，为胃行其津液，燥热伤及脾胃，胃火炽盛，脾阴不足，则口渴多饮；肺为水之上源，敷布津液，燥热伤肺，则津液不能敷布而直趋下行，随小便排出体外，故小便频数量多；水谷精微不能达四肢濡养肌肉，则形体日渐消瘦；肾阴虚损，腰为肾之府，瘀血阻滞，则腰酸，舌脉均为佐证。故治疗以滋阴清热、活血化瘀为原则，予以小生六汤加味，补肾益气养阴，患者眠差，加酸枣仁养心安神；瘀血症状明显，加丹参活血化瘀；口干，加荷叶养阴生津。

4.虚劳

患者岑某，女，53岁，于2021年8月13日就诊。主诉：右肾切除术后2年余。现病史：患者2年前因肾癌在我院行右肾癌根治性手术，术后未行放化疗，术后恢复良好。现症见：左腰部酸痛，双目干涩，乏力少气，面色无华，无腹痛腹胀，无肢体麻木等不适，纳食可，眠差，小便灼热色黄，便秘，舌红，边有齿痕，脉细弱。中医诊断：虚劳。辨证：脾肾气阴两虚证。治疗：健脾固肾，益气养阴。处方：小生六汤加味。处方如下：柴胡15g，黄芩15g，党参30g，麦冬15g，醋五味子10g，熟地黄

20g，酒萸萸20g，山药30g，牡丹皮15g，制何首乌30g，桃仁10g，炒酸枣仁30g，金樱子30g，菊花5g，炙甘草5g。共7剂，日1剂，水煎服。复诊患者诸症稍缓解，故守方继服，后患者多次来调方，按照上方加减，患者病情稳定好转。

该患者右肾切除术后，手术耗伤脏气，气血阴阳亏虚，故神疲乏力，面色无华；五脏气血同源，阴阳互根，脏腑之间气血阴阳病损可以相互影响，在疾病发展过程中可累及他脏，故出现左腰酸痛、双眼干涩、眠差等，舌脉均为佐证。故治疗以健脾固肾、益气养阴为原则，予以小生六汤加味，益气养阴、补肾健脾，患者便秘，加制何首乌、桃仁润肠通便；眠差、小便灼热色黄，加酸枣仁、金樱子；双目干涩，加菊花明目。

罗仁教授指出，在临床中询问获得的病情资料往往是错综复杂的，要从众多症状中区分出主要症状和伴随症状，进而把握病机，准确辨证论治，正确遣方用药。同时，异病同治并非是相同的病证使用完全一样的方药，而是在辨证的基础上对疾病进行分析，结合具体的病情随症加减，从而达到良好的疗效。

在临床实践中，我们要善于运用异病同治的思想，诸如以上四则病例，疾病各有所异，但归根结底都是由虚致病，罗仁教授抓住这一共同点，在小生六汤的基础上进行加味，以适用于不同的疾病。世间疾病千变万化，同一种疾病，在不同时间、不同患者身上，会表现出不同的症状特点；而不同疾病，在不同时间、不同患者身上，也会表现出相同或相似的症状特点，因此，抓住病机是十分重要的。异病同治作为中医基本治疗原则之一，在临床实践中对于提高临床疗效具有重要的指导意义。罗仁老师异病同治的临证思维值得我等后辈学习借鉴。

（杨昕悦　罗仁）

十九、小生六汤治疗白血病干细胞移植后合并慢性肾脏病

患者吴某，男，30岁，于2021年1月11日就诊。患者2016年因急性淋巴细胞白血病行化疗及造血干细胞移植（供者乙肝小三阳）等治疗，期间出现肾脏损害，诊断为慢性肾脏病3期，长期口服复方α-酮酸片治疗至今。定期复查无肿瘤复发迹象，无明确移植物抗宿主病反应，乙肝病毒DNA阴性，肌酐维持在136μmol/L左右，病情稳定，为改善肾功能求诊。诊见：精神可，睡眠可，二便可，舌质红，苔少，脉弦细。中医诊断：肾病（肾阴虚证）。治疗：治以益气养阴、补肾调肝，予小生六汤加减。处方如下：北柴胡15g，黄芩15g，党参15g，麦冬15g，醋五味子10g，牡丹皮15g，熟地黄10g，山药15g，枸杞子10g，百合10g，茵陈15g，炙甘草5g。共7剂，日1剂，水煎服。此方为小生六汤去山茱萸，加枸杞子、百合、茵陈而成。

2021年1月18日二诊：病情稳定，口干，舌尖红，脉细。守上方去茵陈、炙甘草，加荷叶30g、海藻30g，服法同前。

2021年2月1日三诊：2021年1月30日查肾功能示肌酐136μmol/L，尿素7.7μmol/L，尿酸正常。肾病Ⅲ号方加减：荆芥穗10g，熟地黄20g，制何首乌15g，荷叶10g，百合30g，鱼腥草30g，昆布30g，煅牡蛎30g，海藻30g，黄芪30g，丹参20g。此为肾病Ⅲ号方去当归、葶苈子，加制何首乌、荷叶、百合、昆布而成。

2021年3月1日四诊：病情稳定好转，复查肌酐132μmol/L，尿素7.9μmol/L。守上方加党参30g、白术15g。

2021年3月15日五诊：精神可，尿常规正常。守上方去党参、黄芪，加青蒿30g、山药30g。

2021年3月29日六诊：病情稳定，舌淡红，脉弦细。守上方去青蒿，加酸枣仁30g、苦杏仁10g。

2021年4月12日七诊：病情稳定，舌淡红，脉弦细。复查肌酐122μmol/L，尿素7.9μmol/L，尿酸469μmol/L。改用小生六汤去黄芩、炙甘草，加百合30g、海藻30g、茵陈30g。

2021年4月26日八诊：病情稳定，舌淡红，脉弦细。守上方去酒萸黄，加葶苈子10g、青蒿15g、苦杏仁10g。

2021年5月1日九诊：病情稳定，舌淡红，脉弦细。上方去党参，加白术15g。

2021年5月24日十诊：病情稳定，舌淡红，脉弦细。上方去海藻、葶苈子、青蒿、苦杏仁，加白术15g、黄芩15g、益母草30g（即小生六汤去炙甘草、酒萸黄、党参，加白术15g、益母草30g、茵陈30g）。

2021年6月21日十一诊：病情稳定，舌淡红，脉细。守5月1日方加荷叶10g、何首乌30g。

2021年7月5日十二诊：病情稳定，舌尖红，脉弦细。守上方去茵陈，加浮小麦30g。

2021年7月19日十三诊：病情稳定，大便溏，舌淡红，脉弦细。守上方去苦杏仁10g、何首乌30g，改生白术为炒白术，用量加至20g。

2021年8月2日十四诊：病情稳定，舌淡红，有齿印，脉弦细。予小生六汤加百合30g、苦杏仁10g、益母草30g。

2021年8月23日十五诊：病情稳定，舌淡红，脉细。2021年8月19日复查肌酐145μmol/L，尿酸509μmol/L，24小时尿蛋白定量为120mg。予小生六汤去山药，加茵陈、百合、制何首乌各30g。

2021年9月13日十六诊：病情稳定，舌淡红，有齿印，脉弦细。予小生六汤去炙甘草，加海藻30g、荷叶30g、百合30g、白术20g。

2021年10月11日十七诊：病情稳定，舌淡红，有齿印，脉弦细。予小生六汤去炙甘草，加海藻30g、益母草30g、百合30g、白术20g（即上方易荷叶为益母草）。

2021年10月25日十八诊：病情稳定，无明显不适，舌淡红，有瘀点。予小生六汤去炙甘草，加海藻30g、荷叶30g、白术20g、制何首乌20g（即上方去百合，易益母草为荷叶，加制何首乌）。

2021年11月8日十九诊：病情稳定，无明显不适，舌淡红，有瘀点。2021年11月12日复查肌酐129μmol/L，肾小球滤过率64.12ml/min，尿酸491μmol/L。予小生六汤去炙甘草，加海藻30g、荷叶30g、白术20g、红花5g（即上方加红花5g）。

2021年11月22日二十诊：病情稳定，舌淡红，脉沉细。予小生六汤去炙甘草，加海藻30g、荷叶30g、红花5g、侧柏叶30g、青蒿20g（即上方去白术，加侧柏叶30g、青蒿20g）。

2021年12月6日二十一诊：舌淡齿印、有瘀点，脉细。复查肌酐129μmol/L。予小生六汤去炙甘草，加海藻30g、荷叶30g、红花5g、侧柏叶30g、青蒿20g、百合30g、桃仁10g（即上方加百合30g、桃仁10g）。

2021年12月20日二十二诊：舌淡，有瘀点，夜尿1次。复查肌酐129μmol/L。予小生六汤去炙甘草、熟地黄，加红花5g、侧柏叶30g、青蒿20g、百合30g、桃仁10g（即上方去海藻、熟地黄、荷叶）。

2022年1月10日二十三诊：舌淡红，脉弦细。复查肌酐129μmol/L。予小生六汤去炙甘草、熟地黄，加制何首乌20g、侧柏叶30g、百合30g、桃仁10g、益母草30g、白术20g（即上方去红花、青蒿，加益母草30g、白术20g）。

2022年1月24日二十四诊：舌淡红，有瘀点。复查肌酐129μmol/L。予小生六汤去炙甘草、熟地黄、党参，加侧柏叶30g、百合30g、桃仁10g、益母草30g、青蒿30g（即上方去党参、白术，加青蒿30g）。

2022年2月7日二十五诊：舌淡红，舌尖瘀点，脉弦细。守上方不变。

按： 患者24岁就患上白血病，他第一次到罗仁教授门诊就诊时，罗仁教授听他细细讲述了治疗经过。他先是赞赏了这位年轻的患者，坚强地熬过了痛苦的放化疗、干细胞移植以及后续出现的骨髓移植、肺部真菌感染、疱疹病毒感染、巨细胞病毒感染等难关，近6年来定期来医院门诊200多次，这期间付出的时间、金钱和精力都是巨大的，这种珍爱生命的态度是令人敬佩的；然后安慰患者，保住生命是不幸中的万幸，仍有无限生机，而肾脏病是慢性病，只要坚持治疗就可以有效延缓病情进展，不影响日常工作和生活，劝导患者不必过于焦虑，可以多听舒缓的音乐，多与人交流，鼓励他以积极乐观的心态走好接下来的人生之路，珍惜现在得之不易的健康。接着，他为患者制订了详细的综合治疗方案，概括起来就是"1118方案"——每天笑一笑，早晚一杯水、三餐八分饱，运动一小时。患者听了之后非常感激，从此便成了罗仁主任的忠实"粉丝"，依从性非常好，平均每2周复诊一次，至今已就诊了25次。在治疗过程中，罗仁教授使用的处方大多为小生六汤加减。患者服药后多次复查肌酐有所下降，1年后连续复查4次肌酐均在正常范围，肾小球滤过率有所上升，肾脏病分期评估由原来的3期降至2期。患者看到疗效，非常感谢罗教授，也更加增强了治病的信心。

如同《医门法律》所言："医，仁术也。仁人君子，必笃于情。笃于情，则视人犹己，问其所苦，自无不到之处。"罗教授面对患者总是"见彼苦恼，若己有之"，有一颗"大慈恻隐之心"，竭其所能为患者治病，设身处地替患者着想，是一位名副其实的"普救含灵之苦"的大医。

（李晓文　罗仁）

二十、荆芥连翘汤治疗痤疮

马某斌，男，29岁。

就诊时间： 2019年3月1日。

主诉： 颜面部痤疮2周余。

现病史： 患者2周前无明显诱因出现颜面部痤疮，一直未消退。

刻下见： 颜面部痤疮，脾切除术后腹部稍不适，无明显腹痛腹胀，大便干，小便正常，胃纳可，睡眠可，舌淡红，苔白稍腻，脉沉弦。

体征及辅助检查： 颜面部痤疮色淡，无破溃流脓。腹软，无明显压痛反跳痛，肠鸣音活跃。

既往史： 外伤致脾破裂，脾切除术后1月。

中医诊断： 痤疮（湿热内蕴证）

西医诊断： ①痤疮；②脾切除术后

辨病辨证分析： 患者为青年男性，以颜面部痤疮为主症，中医辨病属"痤疮"范畴。本病以皮肤散在性粉刺、丘疹、脓疱、结节及囊肿，伴皮脂溢出为临床特征，好发于颜面部、胸部、背部，多见于青春期男女。《医宗金鉴·肺风粉刺》云："此证由肺经血热而成。每发于面鼻，起碎疙瘩，形如黍屑，色赤肿痛，破出白粉汁，日久皆成白屑，形如黍米白屑，宜内服枇杷清肺饮，外敷颠倒散，缓缓自收功也。"青年活力旺盛，营血日渐偏热，血热外壅，气血郁滞，蕴阻肌肤，而发本病；或因过食辛辣肥甘之品，肺胃积热，循经上熏，血随热行，上壅于胸面。四诊合参，本病辨为湿热内蕴证。

治法： 疏风清热解毒。

方药： 荆芥连翘汤加减。

荆芥穗10g	连翘10g	黄芩10g
黄连10g	生地黄10g	当归10g
白芍10g	川芎10g	桔梗10g

柴胡 10g	白芷 10g	防风 10g
枳壳 10g	薄荷 10g	黄芪 30g
苦杏仁 10g	蒲公英 30g	炙甘草 10g

共7剂，日1剂，水煎400ml，分早晚两次服。

方中用荆芥穗、防风、薄荷、白芷、柴胡疏风透表；连翘、黄芩、黄连、生地黄、蒲公英清热解毒；枳壳行气；当归补血活血，白芍养血，川芎行血；加以黄芪补气托疮；苦杏仁、桔梗上宣肺气；炙甘草调和诸药。全方共奏清热解毒透疮之功。

医嘱： ①忌食辛辣食物；②门诊随诊。

疾病证候转归： 颜面部痤疮较前消退，术后胃肠功能基本恢复。

荆芥连翘汤世传3个版本，最早见于明代龚廷贤的《万病回春》，其后清代沈金鳌的《杂病源流犀烛·内伤外感》有同名方，日本汉方一贯堂医学亦有。三方组成大致相同，只有少许差异，与《万病回春》中的荆芥连翘汤相比，《杂病源流犀烛》中无生地黄、薄荷，多一味枳壳，而日本汉方一贯堂方又比《杂病源流犀烛》中多黄连、黄柏。总体而言，该方有散风、理气和血、泻火解毒的功效，主要适用于以红肿热痛为特征的头面部炎性疾病和热性体质的调理，如痤疮、急性扁桃体炎、急慢性中耳炎等头面部"火"病。

罗仁教授使用的荆芥连翘汤主要由黄连解毒汤、四物汤、四逆散组成。方中荆芥穗祛风解表；柴胡疏散表邪，又疏肝理气，解中焦之郁；黄连清热燥湿解毒，此三味共为君药。连翘、防风、薄荷均为轻清上浮之品；白芷辛散发表，桔梗宣畅肺气以利解表。诸药与荆芥穗合用，共奏疏风透表之功；枳壳行气开胸，宽中除胀，与柴胡共奏疏肝和胃之效，又与白芍、甘草合用，则为四逆散之意，善解中焦之郁；而黄芩、栀子与黄连合用，则取黄连解毒汤之意，苦寒燥湿，导泻三焦之火下行。以上诸药共为臣。生地黄、当归、白芍、川芎即为四物汤，补血活血，又防治苦燥太过而伤阴为佐。炙甘草调和诸药，为使。

使用荆芥连翘汤治疗实热火毒证的痤疮，临床疗效显著。除此之外，罗教授在临床实践中发现，该方对于治疗热毒证的胃溃疡也可以获得令人满意的疗效，可以将其应用范围扩大到皮肤病、消化道黏膜炎症性疾病。这就突出了辨证论治的重要性，异病同治，辨病和辨证缺一不可。还有一个值得注意的点是"象"思维，什么是火毒在"表"，相较而言，胃黏膜也可算"表"，因而在使用本方的时候一样有良好疗效。

按： 荆芥连翘汤是陈宝田教授在1978年引用推广到南方医科大学南方医院中医科使用的，为科室协定方。本方可用于头面部痤疮、消化道黏膜病变、皮肤感染、痔疮等属于热毒或湿热患者。消化道黏膜属于里中之表，荆芥穗疏风透表，连翘清热解毒散结，结合其他药味，荆芥连翘汤对消化道黏膜炎症性疾病有效。

（徐良沃　罗仁）

二十一、罗氏排石汤治疗输尿管结石

罗氏排石汤是罗仁教授治疗肾结石的经验方，由黄芪30g、制何首乌30g、乌药10g、牛膝15g、金钱草30g、白芍30g、冬葵子20g、车前子15g、威灵仙20g、猫爪草30g、石韦15g、百合30g、炙甘草5g组成，对泌尿系小结石、反复发作的结石或多发结石效果显著。现将罗仁教授治疗输尿管结石一例记录如下。

骆某，男，52岁，2020年9月9日初诊。患者就诊2月前出现左侧腰部疼痛，排尿涩痛，尿急。1周前查B超提示左输尿管上段结石，大小约11mm×6mm，未行治疗。2天前上述症状加重，伴少腹拘急，右侧腰腹绞痛，无尿中带血，遂来门诊就诊。刻下见：形体肥胖，纳眠可，大便调，舌红，苔薄黄，脉弦数。中医诊断为石淋，辨证为湿热下注证，治以清热利湿活血、行气通淋止痛为主，予罗氏排石汤加减，具体方药如下：

金钱草30g	滑石30g	黄芪30g
车前子15g	陈皮10g	川厚朴10g
川牛膝15g	苦杏仁10g	百合30g
白芍30g	炙甘草5g	

共14剂，日1剂，水煎服。

2020年9月25日患者复诊，无腰痛、排尿涩痛等不适。B超提示双肾、输尿管、膀胱未见明显异常声像。

患者腰痛，排尿涩痛，B超提示输尿管结石，中医辨病属"石淋"范畴。患者形体肥胖，肥人多湿，又嗜好辛甘肥腻，久之脾胃运化失常，积湿生热，湿热蕴结下焦，肾与膀胱气化不利，湿热久蕴煎熬尿液成石，阻滞尿路血络，故出现小便涩痛、尿急、少腹拘急、腰腹绞痛难忍等表现。舌红、苔薄黄、脉弦数亦为湿热之象，四诊合参，辨为湿热下注证。

本案所开之方由罗氏排石汤加减而来，患者服药2周后即取效。分析此案用药，重用金钱草、滑石清热利湿，排石通淋，二者共为君药；车前子清热利湿，通淋排石，黄芪利尿消肿而又行气活血，以助结石下行，共为臣药；陈皮、厚朴理气，气行则石行，牛膝利水通淋而又活血，引血下行，引火下行，苦杏仁宣肺、润肠通下，共为佐药，以行气血，助排石；加含有秋水仙碱的百合，可降低尿酸，促进尿酸盐结石的溶解，且百合清心除烦，可在疼痛发作期起到止痛作用；加芍药、甘草，取芍药甘草汤之意，以缓急止痛，共为使药。全方合用，共奏清热利湿活血、行气通淋止痛之功。

按： 本方为广州中医药大学何汝湛教授的经验方，我在该方基础上做了一些调整将其用于临床。泌尿系结石是常见病，治疗原则一是见石治石，尽快把结石排出；二是治在石外，应综合调理，预防复发。广东省为泌尿系结石的高发地区，所谓"食在广东"，广东人喜欢吃海鲜，故很多患者是高尿酸引起的结石，用百合、金钱草有助于降尿酸；用苦杏仁、何首乌，取宣肺通腑之意，借肠道而排尿酸，通腑排毒也。

（李晓文　罗仁）

二十二、脾肾阳虚证治

患者林某，男，40岁，2022年2月12日来诊，诉腰酸痛，夜尿频多半年余，睡眠欠佳，口淡，饮水少，怕冷，容易疲劳，舌淡，少苔，有齿痕，脉缓。罗教授辨此为腰痛（脾肾阳虚证），处方如下：

熟地黄20g	山药30g	山茱萸20g
黄芪30g	白术15g	党参30g
金樱子30g	杜仲30g	桂枝10g
炙甘草5g		

共7剂，日1剂，水煎服，早晚分服。药后腰痛减轻、夜尿减少、睡眠好转，继用上方巩固。

罗教授每次开方都要求尽可能精简，多开经方，力求用最少的中药达到最大的疗效，既为患者减少了一些不必要的费用，又可以精准地为患者治疗疾病。

以此方为例，此方为肾气丸合补中益气汤加减，方中用肾气丸的熟地黄、山药、山茱萸滋补肾阴；杜仲、金樱子、桂枝不仅可以补肾缩泉温阳，还可以起到温通经脉的作用，也不至于过燥；黄芪、党参、白术可起健脾补气之功。此方用药极为精练，全方虽然只有10味药，但对应了患者本次就诊的病症，没有一味多余的药，且收效甚佳。名老中医辨证用药之精准实在令人钦佩。

（秦林森　罗仁）

二十三、不寐证治

患者罗某，男，52岁，常年睡眠不好，易醒，醒后难入睡，口干，饮水少，大便正常，小便无力，尿中带血，夜尿每晚2次，上肢酸胀，不痛，舌暗红，苔白，脉弦数。罗教授结合患者现有病症，四诊合参，辨证为不寐（肝肾阴虚证），处方如下：

酸枣仁30g	百合30g	知母10g
浮小麦30g	党参30g	麦冬15g
侧柏叶30g	丹参15g	炙甘草5g
五味子10g	金樱子30g	地骨皮30g
桑枝30g		

共7剂，日1剂，水煎服，早晚分服。

不寐的病理变化总属阳盛阴衰，阴阳失交。患者处于中年，肝血不足，兼有口干、舌暗红的症状，此为虚热内扰之象，方药用酸枣仁汤加减。方中酸枣仁入心肝之经，有养血补肝、宁心安神之功；知母滋阴润燥，清热除烦，可退虚热；患者小便排便无力，此为气虚之征象，浮小麦既可以益气，又能起到除热的功效；党参、麦冬、丹参益气养阴；患者小便带血，故用侧柏叶凉血止血，地骨皮凉血除热降火，因患者上肢酸胀，桑枝可以起到利关节之功，五味子、金樱子固精缩尿，治疗夜尿频多，炙甘草可养心、加调和诸药，全方共奏养阴安神，清热除烦之功。

此患者长期睡眠质量下降，精神不佳，情绪也比较敏感。一般这种时候，罗仁老师便会和患者谈谈心，与他唠唠家常，偶尔也会开个小玩笑，以缓解患者焦躁的心情。患者心态豁达了，久违的微笑也就挂在了嘴边。医生有时候不一定要用药物才能治病。这位患者之前的状态更为严重，在罗仁老师这里连续服用了几个疗程的中药后，睡眠障碍的情况有所改善，睡眠时间明显增加，睡眠质量也明显提高，他看到了治愈的希望，因此也与罗仁老师建立了良好的医患关系。

罗仁老师常常告诫我们要成为一名良医，为患者解除疾患之苦是医生的责任和担当，但治疗方案可以是多样化的，要因人而异，善于思考，灵活转换。在罗仁老师身上，我不仅学到了方药运用的经验，更学到了其他书本上学不到的东西，受益匪浅。

（秦林森　罗仁）

二十四、虚劳证治

虚劳的病因有很多，《理虚元鉴》对此做了比较全面的归纳："有先天之因，有后天之因，有痘疹及病后之因，有外感之因，有境遇之因，有医药之因"。多种病因作用于人体，导致脏腑气血阴阳亏虚，日久不复而成为虚劳。现代人普遍工作压力大，饮食不规律，作息不健康，劳烦过度，饮食不节，加上失治误治，便容易出现虚劳症状。虚劳常见的症状有头晕头痛、疲劳乏力、胸闷气喘、纳差失眠等。中医药在调理阴阳、补益气血、促进脏腑功能恢复等方面，积累了丰富的经验。

我在跟诊罗仁老师时曾遇到如下 3 个病例：

1.林某军，35 岁，男，诉尿频 3 月。患者近 3 月无明显诱因出现尿频，无尿急，无尿痛，无灼热感，伴口干，疲劳乏力，怕冷，小便黄，大便正常，睡眠可，舌质淡红，齿印，苔白，脉沉。中医诊断为虚劳（脾肾阳虚证）。方药如下：柴胡 15g，黄芩 15g，党参 30g，熟地黄 20g，麦冬 15g，山药 30g，牡丹皮 15g，醋五味子 10g，酒萸萸 20g，炙甘草 5g，金樱子 30g，益智 20g，炒酸枣仁 20g，盐菟丝子 30g，盐巴戟天 30g，狗脊 30g。

2.许某洪，36 岁，男，诉头晕、眼花、腰酸 1 月余。患者头晕眼花，腰膝酸软，偶觉胸闷，腰腹怕冷，自觉胸背灼热，口干，难入睡，小便正常，大便稀溏，舌淡红，齿印，脉缓。中医诊断为虚劳（脾肾两虚证）。方药如下：山药 30g，酒萸萸 20g，柴胡 15g，党参 30g，黄芩 15g，炒酸枣仁 30g，知母 10g，川芎 10g，炙甘草 5g。

3.汤某琼，82 岁，女，诉疲劳、下肢无力 1 年余。患者自觉疲劳，下肢无力，口干口苦，纳可，寐差，大便干，小便正常，舌淡红，苔薄白，脉沉细。辅助检查提示双肾血流灌注及肾小球滤过功能重度受损（双肾肾小球滤过率总值为 7.87ml/min，其中左肾 3.58ml/min，右肾 4.29ml/min）。中医诊断为虚劳（脾肾两虚证）。方药如下：柴胡 15g，黄芩 15g，党参 30g，熟地黄 20g，麦冬 15g，山药 30g，牡丹皮 15g，醋五味子 10g，酒萸萸20g，炙甘草5g，苦杏仁10g，制何首乌10g，炒酸枣仁30g，陈皮10g。

三者虽都诊断为虚劳（脾肾两虚证），但一重在收敛固涩，固精缩尿，二重在温补脾肾，三侧重于滋阴和血，调补精气。由此可见，虽为一病，不同个体存在差异，临床上需要仔细辨证论治，充分发挥中医药的优势。

罗仁老师用药自成一派，善用小柴胡汤、生脉饮、六味地黄丸等，各取几味药，成"小生六汤"。此方在虚劳一病的诊治中发挥了重要的作用。柴、芩、参为主药的同时，取山药、熟地黄等滋补肾脏，酸枣仁、百合安神助眠，制何首乌、酒茱萸降脂利浊。罗教授在临床中充分结合中西医进行诊治，既发挥了中医的辨证论治的优势，又补上了西医用药的一些短板。

（吴桐　罗仁）

二十五、罗仁治疗肾病的经验总结

笔者有幸曾跟随罗仁老师出门诊，现结合自身体会，将罗仁老师治疗肾病的经验总结如下。

罗仁老师认为，不管是急性肾炎、还是慢性肾炎，因其在发病过程出现浮肿、蛋白尿、血尿等现象，都可归属于中医的水肿范畴。在辨证上，历代医家认为水肿与肺脾肾关系密切，多从肺脾肾三脏入手，治疗也多以宣肺发汗、健脾利水、温肾利水为法。

蛋白尿是肾病患者的常见症状，它不仅可直接导致低蛋白血症、诱发水肿，还能导致肾小管间质损害，加速肾衰竭进程。罗仁老师参阅古籍医著，结合现代医学理论，认为蛋白质属于精微物质，尿蛋白源于血浆，是其中所含之水谷精气，为至阴之精，应藏于肾。《素问·上古天真论》云："肾者主水，受五脏六腑之精而藏之"。《景岳全书》有云："精以至阴之液，本于十二脏之生化，不过藏之于肾"。尿中出现蛋白不仅是肾不藏精的表现，而且与肺、脾、心、肝等脏相关。若肺主宣发、脾主升清、肝主疏泄、肾主闭藏功能正常，则小便正常而无蛋白。反之，均可致蛋白等阴精下泄从尿排出，形成蛋白尿。一般来说，蛋白尿初起多与外邪有关，每从肺论治，又因为肺为华盖，外感六淫首先侵犯肺卫，而风又为百病之长，尤其是风邪再兼夹湿邪、热邪，更易耗气伤阴，愈加凶猛。对此，罗仁老师常在处方中加入宣肺祛风之品如防风、荆芥穗、连翘、麻黄等，既可以预防外邪入侵，又可以使浊毒从皮毛外泄；又因为肺与大肠相表里，故宣肺也可以增强大肠排毒之功，这其实与现代医学所说的上呼吸道感染、外伤感染等都是使肾病病情加重甚至恶化死亡的重要诱因不谋而合。病久不愈则损及脾肾，应从虚损论治，同时应重视既是致病因素又是病理产物的痰淤浊毒等，将解毒排毒、利湿泄浊、消痰化瘀等治则贯穿始终，可用如牡蛎、荷叶、制何首乌、茵陈、青蒿等中药。

由于蛋白尿常无明显症状，中医诊断较难，故罗仁老师强调诊断上应中西医并重，对于现代医学的诊断技术，包括尿常规、肾功能、肾脏彩超等，都可视情况进行常规检查。诊断应该首先明确是否为肾性蛋白尿，排除肾外疾病；其次，要明确肾病性质是原发还是继发，如属继发性肾病，必须先治疗原发病；最后，对于原发性肾小球疾病，要进一步确诊其病变性质，分清急性或慢性，是早期或是晚期，如有指征应该建议患者及时行肾穿刺活检，这些对肾病的治疗和预后都有重要的指导意义。蛋白尿属中医学水肿、尿浊、腰痛等范畴，但临床也常见无症状性蛋白尿，因此，在进行诊断时，医者不能被中医病名所束缚，还须以西医诊断为主，只有在诊断明确后，方可进行中医辨证论治，否则就容易耽误患者的病情，延误了最佳治疗时机，给患者带来不可挽回的损失。

罗仁老师认为，中药治疗肾性蛋白尿是在多方面发挥作用的，有些是直接对肾病本身起治疗作用；有些是辅助糖皮质激素等西药的治疗，发挥增效、减少副作用的作用，同时，不要因加用中药而轻易更改激素治疗方案；有些则重在治疗肾病的并发症等，如恶心、呕吐加紫苏叶、砂仁，便秘加厚朴、大黄，皮肤瘙痒加地肤子、白鲜皮，有血尿、蛋白尿者加白茅根、鱼腥草、白花蛇舌草，肾虚者加山药、山茱萸，水肿者加玉米须、泽泻，尿酸高者加百合、金钱草，心衰或有胸水者加葶苈子、苦杏仁，有腹水者加大腹皮，头晕者加川芎，泄泻者加白术、茯苓。运用时应该以辨证为指导，分型论治，同时需要注意，中药要避免使用肾毒性药物。

罗仁老师在总结前人医家辨治经验的基础上，查阅了诸多文献，再结合临床感悟，提出了"肾炎从肝论治"的观点，认为肾炎之病，标在肺，本在肾，其制在脾，肝亦为之制耳；并结合临床经验提出了疏肝理气利水、清肝解毒利水、疏肝通络祛瘀、抑肝清肺利水、泄肝培土治水、养肝滋肾敛精、平肝潜阳固肾的从肝论治七法。

对于临床常见的肾虚证，罗仁老师还提出了补肾三十法：补肾益气法——金匮肾气丸；补肾纳气法——七味都气丸；固肾涩精法——金锁固精丸；补肾填精法——河车大造丸；滋阴补肾法——六味地黄丸、左归饮；滋阴降火法——知柏地黄丸；温阳补肾法——金匮肾气丸、右归饮；温肾散寒法——右归丸；温肾利水法——真武汤；滋肾利湿法——猪苓汤；温阳养阴补肾法——右归饮、右归丸；滋养肝肾法——杞菊地黄丸；滋养肺肾法——麦味地黄丸；温补脾肾法——附子理中汤；温补心肾法——桂枝甘草龙骨牡蛎汤；交通心肾法——黄连阿胶汤；引火归原法——交泰丸合二至丸；益气养阴健脾补肺法——四君子汤合六味地黄丸；温阳固肾健脾补肺法——右归饮合大补元煎；养阴透热法——青蒿鳖甲汤；滋补真阴法——加减复脉汤；补肾化痰法——金水六君煎；补肾解郁法——四逆散合六味地黄汤；补肾化瘀法——肾气丸合桃红四物汤；补肾滋血法——肾气丸合四物汤；温肾固涩法——桃花汤；温肾回阳救逆法——四逆汤、附子理中汤；温肾解表法——附子汤或麻黄附子细辛汤；补肾祛湿法——肾着汤或六味地黄汤合四妙散；温肾暖胪法——桑螵蛸散。

对于病情严重的属于晚期肾功能衰竭患者，需要及时向患者说明情况，建议患者及早透析以维持生命，但同时应该注意在心理上进行开导，尽可能帮助患者树立信心，以期望获得正向循环。

（邓屹多　罗仁）

二十六、罗仁治疗慢性肾衰竭的经验

　　罗仁教授精通中医内科，尤擅肾病，对消渴、水肿、蛋白尿、血尿、急慢性肾衰竭等均有较深的造诣，临床上独具特色，经验丰富，疗效卓著。有幸师从罗仁教授已六载有余，所获颇丰，现就我的跟师体会谈谈罗仁教授治疗慢性肾衰竭的经验。

　　关于慢性肾衰竭的病因病机，中医认为肾元虚衰、湿浊内蕴是其根本病机。肾脏疾病日久，肾元亏虚，脾运失健，气化功能不足，开阖升降失司，则当升不升，当降不降，当藏不藏，当泄不泄，形成本虚标实之证。水液内停，泛溢肌肤而为肿，行于胸腹之间，而成胸水、腹水；肾失固摄，精微下泄，而成蛋白尿、血尿；湿蕴成浊，升降失司，浊阴不降，则见少尿、恶心、呕吐。

　　罗仁教授认为，慢性肾衰病程较久，多以脾肾不足、阴阳俱虚为主，其中以气阴为甚，肾脏气化不利，气机失常，使水湿、瘀血、浊毒内蕴，致水肿、小便不利、呕吐、皮肤瘙痒等症状丛生。本病脾肾两虚是本，浊毒内闭为标，互为标本，贯穿整个病变过程。在治疗慢性肾功能衰竭时当以益气养阴，理气泄浊，固肾利水，标本同治为法。

　　对于慢性肾衰竭，罗仁教授常使用的方为肾病Ⅲ号方，该方由海藻、黄芪、丹参、熟地黄、煅牡蛎、鱼腥草、荆芥穗组成，功用是补益肾气，降浊排毒。方中海藻咸、寒，擅于清热消痰，利水退肿，现代药理研究证实，海藻中所含的海藻酸对慢性肾衰竭具有保护作用，因而重用为君。黄芪健脾补中，益卫固表，熟地黄补血滋阴，一则肾强脾健则水湿得化，二则气行则水行，水肿得治，二药合用为臣。牡蛎敛阴固涩，方中稍用固涩之品，以固蛋白等精微物质不致流失；丹参活血凉血祛瘀，鱼腥草清热解毒，利尿通淋，二者合用，去体内之湿热瘀毒。荆芥穗祛风解表，合黄芪以增强益卫固表之功，合鱼腥草以增强解毒去浊之力。诸药共为佐。本方常用于慢性肾功能衰竭阶段证属阴阳两虚，毒瘀内阻者。

肾病Ⅲ号方源于《伤寒论》第395条："大病瘥后，从腰以下有水气者，牡蛎泽泻散主之。"牡蛎泽泻散由牡蛎、泽泻、蜀漆、葶苈子、商陆根、海藻、栝楼根组成，功效为散逐水泄热，软坚散结。大病瘥后，正气已虚，出现水肿多为虚肿，也有形虚而水盛的，小便不利，下肢浮肿而按之凹陷者。虚证水肿多责肺、脾、肾三脏；肺气虚者，颜面虚浮胖肿；脾气虚者，四肢肿胀而沉重；肾气虚者，眼睑浮肿，足胫跗肿等。原文提出腰以下有水气，显然是下肢肿胀较甚，属肾气虚。

张志聪在《伤寒论集注》云："牡蛎、泽泻能行水上；瓜蒌根、商陆根能启阴液，性皆从下而上；蜀漆乃常山之苗，从阴出阳；海藻能散水气于皮肤；葶苈能泻肺气而通表，气化水行，其病当愈。又因病后正虚为患，不堪峻剂直攻，当以散剂服用，缓中以求急效。本方取牡蛎泽泻散中牡蛎、海藻，意在取牡蛎咸寒入肾，软坚散结利水，海藻清热消痰，利水退肿之效。"《长沙药解》云："《伤寒》牡蛎泽泻散方在牡蛎。用之，治大病差后，从腰以下有水气者，以其利水而清热涩也。"《本草崇原》云："海藻咸能软坚，咸主润下，海藻生于海中，其味苦咸，其性寒洁，故主治经脉外内之坚结，瘰瘤结气，颈下硬核痛，痈肿，乃经脉不和而病结于外也。症瘕坚气，腹中上下雷鸣，乃经脉不和。而病结于内也。海藻形如乱发，主通经脉，故治十二经水肿，人身十二经脉流通，则水肿自愈矣。"

罗仁教授在肾病Ⅲ号方中用牡蛎、海藻，除《伤寒论》中利水之意外，还有另外一重意义。现代医学发现慢性肾脏病往往伴有蛋白尿，在中医理论中，蛋白属于精微物质，蛋白尿的病机是肾气虚衰，失于固摄，造成精微物质从小便中流失。罗仁教授认为牡蛎能收敛固涩，以固蛋白等精微物质不致流失，从而改善慢性肾衰竭的症状。罗仁教授还认为慢性肾衰竭中血肌酐升高，中医可解释为脾肾虚衰导致的浊毒内闭，在肾病Ⅲ号方中除了使用鱼腥草、荆芥穗降浊排毒外，海藻对于降低血肌酐也有重要作用。现代药理研究已经证实海藻中的海藻酸、羊栖菜多糖等能改善慢性肾病的肾功能损害。治疗慢性肾衰竭的药物"海昆肾喜胶囊"里面的成分褐藻多糖硫酸酯就是从海藻和昆布中提取的。

当然，肾病Ⅲ号方中的药物不止海藻和牡蛎，其他几味药物更是罗仁教授基于慢性肾衰竭的中医病机和中药运用的临床经验组成的，因此，在临床运用中往往能起到较好的效果。

罗仁老师临床上喜欢用经方，他常常教导我们，中医是中华民族先民留给我们的巨大宝库，尤其是经方。他在40余年的行医生涯中发现，只要辨证准确，经方往往能取得良好疗效。在跟师过程中，我也发现罗仁老师常用经方，但不拘泥于守古方，更能古方新用，还能结合现代药理研究成果挖掘中药的新作用，这确实也是我们传承发扬中医的一个好方法。

（邝柳燕　罗仁）

二十七、治疗肝硬化的体会

肝硬化为中医积证，称为癥瘕、痃癖、痞块，可能因饮食不节、情志失调等而致肝气郁结，气机不利则血行不畅，以致肝之脉络为瘀血阻滞；同时，肝气郁结，横逆克脾，运化失司，以致气滞血瘀与水湿交结，渐成积块。唐容川《血证论》曰："吐衄便漏，其血无不离经，凡系离经之血，与荣养周身之血，已睽绝而不合"。李积敏先生在《"虚瘀痰毒水"病机论·论虚》中也认为，"瘀血之类脏腑气血虚弱，气血运行无力而瘀滞产生，瘀滞产生则怪病、难病乃成。疑难病主要原因之一，就是血瘀的存在"。笔者曾在罗仁教授指导下治疗一例肝硬化患者，现分享给同道，以供斧正。

病例一

陈某，女，49岁，2021年5月19日初诊。

病史：肝炎病史20余年，2016年11月经B超诊为肝硬化，肝扫描硬度最高13.8。

症见：面色黄，两眼有神，口干口苦，脚心热夜甚，上半夜难入睡，胸胁胀，二便可，舌红无苔，脉细数。

体征及辅助检查：2021年4月26日B超示肝部结节，大小约8mm×6mm，肝角部位见7mm×5mm等回声区；肝扫描硬度6.5；乙型肝炎表面抗原阳性。

中医诊断：积证（阴虚内热夹瘀证）

西医诊断：肝硬化。

处方：柴胡15g，白芍15g，白术15g，当归10g，茯苓15g，青蒿15g（后下），牡丹皮10g，菝葜25g，煨生姜3片，薄荷3g（后下），炙甘草5g。

共12剂，日1剂，水煎服。

二诊：2021年6月2日。

症见：面色黄，两眼有神，舌红无苔，口干口苦，脚心热夜甚，上半夜难入睡，胸胁胀，二便可，脉细数。

处方：柴胡15g，白芍15g，白术15g，当归10g，茯苓20g，青蒿15g，牡丹皮10g，麦冬15g，薄荷3g（后下），菝葜25g，煨生姜3片，炙甘草5g。

共4剂，日1剂，水煎服。

三诊： 2021年6月9日。

症见：面色黄，两眼有神，口干口苦，脚心热夜甚，上半夜难入睡，胸胁胀，二便可，舌红无苔，脉细数。

处方：柴胡15g，白芍15g，白术15g，当归10g，茯苓20g，青蒿15g（后下），牡丹皮10g，麦冬15g，龙葵15g，桃仁10g，煨生姜3片，菝葜25g，薄荷3g（后下），炙甘草5g。

共4剂，日1剂，水煎服。

四诊： 2021年6月15日。

症见：症状改善不明显，口干口苦，五心烦热夜尤甚，上半夜难入睡，二便可，舌红无苔，脉细数。

处方：青蒿6g，牡丹皮9g，桃仁6g，知母6g，鳖甲15g，生地黄12g，菝葜10g，地骨皮6g。

共4剂，日1剂，水煎服。

五诊： 2021年6月19日。

症见：口干口苦，脚心热及睡眠有改善，二便可，舌红无苔，脉细数。

处方：知母6g，牡丹皮9g，桃仁6g，玄参10g，鳖甲15g，生地黄12g，茯苓15g，地骨皮6g，青蒿6g（后下），菝葜10g。

共4剂，日1剂，水煎服。

六诊： 2021年6月24日。

症见：咽喉痒有痰，心烦热有改善，舌红无苔，二便可，脉细数。

处方：知母10g，牡丹皮10g，山豆根9g，玄参15g，鳖甲20g，菝葜15g，茯苓15g，桃仁10g，地骨皮10g，生地黄15g，桔梗15g，青蒿15g（后下）。

共4剂，日1剂，水煎服。

七诊： 2021年6月29日。

症见：腹部痞满，心烦热稍有改善，二便可，舌红无苔，脉细数。

处方：知母 10g，牡丹皮 10g，厚朴 10g，玄参 15g，鳖甲 20g，菝葜 20g、生地黄 15g，桃仁 10g，地骨皮 10g，青蒿 15g（后下）。

共 4 剂，日 1 剂，水煎服。

八诊： 2021 年 7 月 15 日。

症见：仍有腹部痞满，心烦热，二便可，舌红无苔，脉细数。

处方：知母 10g，牡丹皮 10g，厚朴 10g，玄参 10g，秦艽 10g，菝葜 30g，生地黄 15g，桃仁 10g，地骨皮 10g，鳖甲 30g（先煎），青蒿 15g（后下）。

共 14 剂，日 1 剂，水煎服。

九诊： 2021 年 7 月 21 日

症见：腹部痞满、心烦热有所改善，二便可，舌红无苔，脉细数。

处方：大黄 10g，牡丹皮 10g，鳖甲 30g（先煎），玄参 10g，秦艽 10g，菝葜 30g，生地黄 10g，桃仁 10g，地骨皮 10g，青蒿 15g（后下）。

共 4 剂，日 1 剂，水煎服。

十诊： 2021 年 8 月 11 日。

症见：心烦热，二便可，舌红无苔，脉细数。

体征及辅助检查：2021 年 8 月 10 日 B 超提示肝部结节，大小约 5mm × 4mm；肝扫描硬度 6。

处方：知母 10g，牡丹皮 10g，厚朴 10g，丹参 15g，鳖甲 30g，玄参 10g，生地黄 15g，桃仁 10g，地骨皮 10g，苍术 10g，党参 10g，菝葜 30g，葛根 20g，石膏 20g（包煎）。

共 18 剂，日 1 剂，水煎服。

十一诊： 2021 年 9 月 1 日。

症见：心烦热较前改善，二便可，舌红无苔，脉细数。

处方：知母 10g，牡丹皮 10g，厚朴 10g，丹参 15g，鳖甲 30g，枸骨叶 15g，生地黄 10g，桃仁 10g，地骨皮 10g，玄参 10g，苍术 10g，菝葜 30g，葛根 20g，香附 10g，石膏 25g（包煎）。

共 16 剂，日 1 剂，水煎服。

十二诊： 2021 年 11 月 15 日。

症见：心烦热不明显，舌红薄苔，二便可，睡眠可，脉细数。

体征及辅助检查：2021年11月12日B超示未见肝部结节；肝扫描硬度4.6。

处方：玄参10g，生地黄10g，菝葜25g，知母10g，香附10g，枸骨叶30g，桃仁10g，丹参15g，益母草30g，白术10g，山药20g，炒苍术10g，制大黄5g，炙甘草5g，地骨皮10g，鳖甲30（先煎）。

共4剂，日1剂，水煎服。后续按方巩固。

心得：方中鳖甲直入阴分，滋阴退热；青蒿清虚热，清热透络，引邪外出。两药相配，滋阴清热，内清外透，阴分伏热宣泄而解。鳖甲软坚散结，桃仁消症（癥）除瘕，丹参活血祛瘀、去除积聚，玄参凉血散结，菝葜解毒散瘀，五药相须为用，共奏清消癥瘕痞块之功。牡丹皮、地骨皮清热、凉血，知母去热除烦，生地黄除烦生津，其他药随证加减。

该病例于1998年体检发现乙肝，2016年10月确诊为肝硬化，医院建议患者每3个月体检一次，她说每次拿检查报告都觉得"如临大敌"，便希望在西医治疗的同时通过中医中药减缓或阻止肝硬化的进程，患者2021年5月在口服抗病毒药的同时开始服用笔者开出的中药。

中医学素有"久病致虚""久病多瘀""瘀生怪病""百病兼痰"以及"痰瘀同源"之说，故积聚初期以实为主：治以去瘀攻邪为主，兼以扶正；后期多为虚中挟实，治当以扶正为主，兼以攻邪。笔者查阅了治疗肝硬化的医学资料，根据症状一开始使用逍遥散药方进行加减，但是患者服用近1个月症状无明显改善，随后改用罗仁教授《中医内科学病症方药简表》中治内伤发热的清骨散，在此方上加入桃仁，又去掉银柴胡、胡黄连等导致患者呕吐的中药，4剂药后，患者脚心热、上半夜难入眠的情况就得到改善，说明清虚热药用对了，后来结节缩小到消失，说明去瘀攻邪的药又用对了。在治疗中笔者加入了岭南草药菝葜、枸骨叶，据《中药大辞典》记载枸骨叶有清虚热、燥湿、解毒、养阴、平肝、益肾功效；菝葜有凉血、散瘀、止痛、解毒功效，这些岭南草药对改善病情是有帮助的。

病例二

陈某，51岁，2021年12月1日初诊。

病史：2017年7月确诊肝硬化。

刻下见：体型肥大，睡眠较差，腰酸背痛，二便可，舌淡红，舌苔根白，左脉弦稍大，右脉浮。

中医诊断：积证（肝肾亏虚夹瘀证）

西医诊断：肝硬化。

体征及辅助检查：2021年11月12日南方医院B超示肝结节大小为17mm×13mm；2021年8月10日MRI示不典型增生结节；肝扫描硬度为16.6。

处方一：鳖甲30g（先煎）、玄参10g、生地黄10g、青蒿10g（后下）、桃仁10g、黄连5g、丹参15g、山药20g、茯苓20g、炒苍术10g、白术10g、地骨皮10g、菝葜30g、炙甘草5g。共7剂，每2日1剂，水煎服，上午服用。

处方二：淫羊藿10g、熟地黄5g、山药15g、菝葜30g、泽泻15g、茯苓15g、菟丝子10g、枸杞子10g、牡丹皮15g、补骨脂10g、山茱萸15g。共7剂，每2日1剂，水煎服，晚上服用。

二诊：2022年1月9日。

病史同前。

症见：体型肥大，睡眠改善，腰酸背痛缓解，二便可，舌淡红，舌苔白，左脉弦，右脉浮。

处方一：黄连8g、玄参10g、菝葜50g、桃仁15g、山药20g、地骨皮10g、丹参15g、生地黄10g、炒苍术10g、茯苓20g、白术10g、青蒿10g（后下）、鳖甲30g（先煎）、炙甘草5g。共21剂，每2日1剂，水煎服，上午服用。

处方二：熟地黄10g、山药15g、山茱萸15g、泽泻5g、茯苓10g、菟丝子10g、牡丹皮10g、桂枝5g、炮附子10g（先煎）、枸杞子10g、菝葜50g。共21剂，每2日1剂，水煎服，晚上服用。

三诊：2022年2月25日。

病史同前。

症见：体型肥大，睡眠改善，二便可，舌淡红，舌苔白，左脉弦，右脉稍大。

体征及辅助检查：2021年2月23日南方医院B超示肝结节消失。肝硬度为10.0。

处方一：黄连8g、玄参10g、菝葜50g、桃仁15g、山药20g、地骨皮10g、丹参15g、生地黄10g、炒苍术10g、茯苓20g、白术10g、青蒿10g（后下）、鳖甲30g（先煎）、炙甘草5g。共7剂，每2日1剂，水煎服，上午服用。

处方二：熟地黄10g、山药15g、山茱萸15g、泽泻5g、茯苓10g、菟丝子10g、牡丹皮10g、桂枝5g、炮附子10g（先煎）、枸杞子10g、菝葜50g。共7剂，每2日1剂，水煎服，晚上服用。

后续按方巩固。

按语：

处方一中鳖甲直入阴分，滋阴退热；青蒿清虚热，清热透络，引邪外出。两药相配，滋阴清热，内清外透，阴分伏热宣泄而解。鳖甲有软坚散结之功效；桃仁也有消症（癥）除痕的效果；丹参具有活血祛瘀去除积聚；玄参凉血散结；菝葜解毒散瘀。五药相须为用，共奏清消癥瘕痞块之功。牡丹皮和地骨皮清热、凉血；知母去热除烦；生地黄除烦生津；黄连味苦入心，泻火解毒；茯苓渗湿利水、宁心安神；山药补脾养胃、生津益肺、补肾；白术健脾燥湿；苍术燥湿健脾。四药同用，可化湿利水，调和脾胃。

本病例于2017年7月确诊肝硬化，且患者有10余年糖尿病、高血压史，此后患者一直在南方医院进行抗病毒治疗，口服恩替卡韦，并在外院治疗糖尿病。此期间患者肝硬化情况不稳定，肝结节有增大，2021年8月MRI增强扫描发现肝左叶强化小结节影，考虑不典型增生结节。2021年11月患者在口服抗病毒药的同时服用笔者开的中药，笔者参考罗仁教授治医思想开出上午服用治肝硬化的处方，下午服用治糖尿病的处方。2021年11月至2022年2月，患者服用笔者中药3个月，肝扫描硬度从16.6降低到10，结节大小从17mm×13mm减小至结节消失。

（潘汉森　罗仁）

二十八、名中医治失眠：标本同治

杨某某，男，56岁。

就诊时间： 2019年1月18日。

主诉： 失眠10余年。

现病史： 失眠10余年，难以入睡，睡后易醒，未服药治疗。

刻下见： 睡眠差，难入睡，23点到凌晨3点无法入眠；胃纳可，大小便正常。舌尖红，边有齿印，脉细。

体征及辅助检查： 患者神清，精神可，有黑眼圈；心脏听诊未见明显异常。

既往史： 无。

中医诊断： 不寐（心火亢盛证）

西医诊断： 睡眠障碍

辨病辨证分析： 患者中年男性，长期无法入睡，属祖国医学"不寐"范畴。《医效秘传·不得眠》将病后失眠病机分析为"夜以阴为主，阴气盛则目闭而安卧，若阴虚为阳所胜，则终夜烦扰而不眠也。心藏神，大汗后则阳气虚，故不眠。心主血，大下后则阴气弱，故不眠，热病邪热盛，神不精，故不眠。新瘥后，阴气未复，故不眠。若汗出鼻干而不得眠者，又为邪入表也。"心火内炽则心中烦热，心主神明，火热扰心则失眠，心开窍于舌，舌为心之苗，火热循经上炎则舌尖红；舌尖红，边有齿印，脉细；四诊合参，可辨为"心火亢盛"证。

治法： 清心安神。

方药： 酸枣仁汤加减。

酸枣仁30g	黄连5g	百合30g
知母10g	浮小麦30g	党参30g
麦冬15g	五味子10g	丹参15g

共7剂，每日1剂，水煎400ml，分早晚两次服。

酸枣仁养心安神，浮小麦补心除热，百合清心宁神，黄连、知母清热；党参益气生津，麦冬益气养阴，加以五味子酸敛，丹参清热活血。共奏清热宁心之功。

医嘱：①睡前泡脚；②睡前可听音乐放松舒缓心情；③不宜紧张激动；④门诊随诊。

由罗仁老师治疗失眠一案例，联想到各医家治疗失眠的共性之处。

失眠，亦称不寐，通常表现为不容易入睡，或睡而易醒，醒后难以再入睡，有的甚至彻夜不眠，给患者带来极大的精神痛苦和心理压力，轻者入睡困难，或寐而不酣；重者可以影响生活和工作。

本人尝试将29个著名医家的医案的治则和中药进行列举后，将相同或者相近的治法、药物进行"合并同类项"，分出治则和用药的几大类型，并对各个类型的治则和药物出现的次数进行记录，统计出其出现次数，最后通过它们的出现频率来归纳分析。

治则统计结果：在29个病案中出现的失眠、不寐的治则主要有镇惊安神、疏肝潜阳、滋阴降火、养血益阴、补气行气、补益心脾、除痰导滞七大类。出现最多的是镇惊安神（15次），其次是疏肝潜阳（14次），接着是滋阴降火和养血益阴（9次）、补气行气（7次）、补益心脾（5次），最后是除痰导滞（3次）。

用药统计结果：用药总共分为6大类：安神药、滋阴药、养血药、补气药、祛痰行滞药、疏肝潜阳药。它们的出现次数依次为：安神药（79次）、滋阴药（44次）、养血药（33次）、补气药（28次）、祛痰行滞药（15次）、疏肝潜阳药（10次）。

具体到每一味药来看，统计结果显示：茯神/茯苓（20次）、参类（16次）、酸枣仁（15次）、生地黄（14次）、当归（10次）、夜交藤（10次）、法半夏（9次）、白芍（9次）、远志（9次）、柏子仁（8次）、浮小麦（8次）、橘皮（6次）、竹茹（6次）、龙骨6次）、柴胡（6次）、白术（6次）、珍珠母（5次）、知母（5次）、麦冬（5次）、夜合花（5次）。

纵观古今医家的著作和观点，失眠、不寐的病因病机大概分为肝火扰心、心脾两虚、气血虚弱、阴虚火旺、痰热扰心五大类型；从统计的治则的结果中也可从侧面证明这些观点。正常睡眠依赖于人体的阴平阳秘，脏腑调和，气血充足，心神安定，卫阳能入于阴。失眠、不寐病理变化总属阴阳失交，阴虚不纳阳，阳盛不入阴。病理性质分虚实，肝郁化火，痰浊内扰，心神不安者以实证为主。心脾两虚，气血虚弱，心神失养或阴虚火旺，心肾不交，水火不济，神不安宁多为虚证。当然，亦可虚实夹杂。

对名老中医及部分医家的治则统计过后进行分析，发现安神的治疗方法出现最多，且该治则下见效相对较快，对于缓解患者症状有明显的效果，病证经此治则后减证较为迅速。急则治"标"，缓则治"本"，安神尤为重要。个人认为镇惊安神法就是治疗失眠、不寐这个疾病的"标"。无论哪种治疗思路、哪种治则，基本上都有安神、镇惊、定志中的一种。所以当我们遇到失眠、不寐这一类疾病时，不妨学习名老中医们，以安神为基础治其"标"，再辨证论治对其病因治其"本"，或补益心脾，或滋阴降火，或疏肝潜阳，或清热化痰导滞，标本同治，效果或许会比单一思路用药更好。

对用药的统计分析则显示镇惊安神类的药物出现总数最多，符合治则的结论，侧面证明治则结论的正确性：镇惊安神法应该是一个已形成共识的，可用于临床治疗失眠、不寐的有效方法，在不同名老中医和医家中存在规律性。而其他滋阴、养血、补气、平肝、祛痰类药也各占有不小的比例，证明了辨证论治引起失眠、不寐的几类病因病机和证型。

经过对著名医家，近、现代名老中医的医案研究，对于不寐、失眠这一个中医病种，我们可以得出一个比较清晰的治疗思路：就是以安神为基础治其"标"，结合辨证论治寻其病因病机辨其证型，结合周围环境治其"本"，标本同治。

按：多读名中医的医案，分析思考，总结某些规律性的知识点，也是提高自身水平的有效途径。

（徐良沃　罗仁）

二十九、罗仁教授常用三联药组总结

光阴似箭，日月如梭，笔者跟随罗教授学习已经有一段时间了。罗教授的医术精湛、医德高尚，叫人肃然起敬，每一次跟诊都让我受益匪浅。所谓温故知新，每次整理当时的跟诊笔记总有不同的体会，现笔者结合自身体会，将罗仁教授常用三联药组总结如下。

1.酸枣仁30g、百合30g、牡蛎30g：潜阳安神，用于心烦不寐。

2.百合30g、苦杏仁10g、制何首乌30g：宣肺通腑、化浊降脂，用于高尿酸血症。

3.侧柏叶30g、茵陈30g、益母草30g：凉血止血、清热利湿，用于肾病见尿血者。

4.青蒿20g、地骨皮20g、牡丹皮15g：凉血除蒸，用于阴虚潮热。

5.金樱子30g、益智20g、白术20g：固精缩尿，用于肾病见多尿、夜尿频者。

6.法半夏10g、陈皮10g、白术20g：理气健脾、燥湿化痰、降逆止呕，用于脘腹不适、恶心呕吐有痰湿者。

7.地肤子30g、白鲜皮30g、荆芥穗10g：清热利湿、疏风止痒，用于肾病肌酐水平高出现皮肤瘙痒者以及湿疹。

8.桂枝10g、白芍10g、浮小麦30g：调和营卫、固表止汗，用于自汗多汗，营卫不调，卫表不固。

9.制何首乌30g、杜仲15g、桑寄生15g：补肝肾、强筋骨、乌发，用于肾虚腰痛、脱发。

10.枳壳30g、陈皮10g、厚朴10g：理气健脾、行滞消胀，用于腹部胀满。

11.酸枣仁30g、金樱子30g、菟丝子30g：补肾固精缩尿，用于肾虚失眠尿频者。

12.黄芪30g、白术10g、当归5g：益气补血，用于疲劳乏力，面色无华，气血两虚者。

13.苦杏仁10g、厚朴10g、大黄5g（或制何首乌15g）：宣肺通腑，用于咳喘便秘者。

14.桂枝10g、白术10g、泽泻15g：温中化饮，用于胃肠不适，腹中肠鸣者。

15.天麻10g、川芎5g、荷叶5g：祛风升阳，用于头风眩晕者。

16.柴胡15g、黄芩5g、白芷10g：和解少阳，用于少阳头痛者。

17.大黄20g、厚朴10g、白芍30g：通腑止痛，用于肾结石肾绞痛者。

18.苦杏仁10g、陈皮10g、川贝母5g：止咳化痰，用于咳嗽痰多者。

按：辨证论治，理法方药，君臣佐使，这是学中医者的基本功，在处方用药时，药物配伍得当，往往能更好地提高疗效，对疾病的诊治有立竿见影之功。

（李晓文　罗仁）

附录
罗仁教授简介

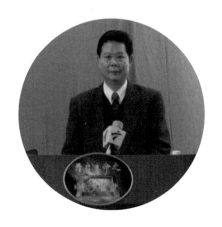

　　罗仁，男，南方医科大学二级教授，广东省名中医，主任医师，博士生导师，博士后合作教师，国家中医药管理局第五批中医师承制导师。曾任世界中医药学会联合会中医肾病学会副会长，中华中医药学会亚健康分会副主任委员，广东省综合医院中医专业委员会主任委员，广东省中医亚健康学会主任委员。

　　罗仁教授从事中医教学、医疗、科研工作40余年，对肾病、痛风、红斑狼疮、肾虚证及亚健康等疾病有丰富的临床经验。从业以来，他始终坚持"上工治未病"的临床实践，在国内率先开展了亚健康的防治研究，先后承担国家863计划及国家自然科学基金-广东省联合重点项目、国家自然科学基金等课题37项，获军队科技进步奖10项；获发明专利10项，研制了防治亚健康的中药制剂、凉茶等；出版专著43部，发表论文300余篇；进行亚健康科普讲座291场，听众超过5万人；培养硕士36人，博士40人，博士后5人；先后被评为全军优秀教师（2004年），广东省教学名师（2008年），全国优秀中医健康信使（2012年），中国中医药科学普及金话筒奖（2012年），中国药学发展奖临床医药研究奖突出成就奖（2016年），"敬佑生命2017荣耀医者"中华医药贡献奖（2017年）等。2018年，被批准成立罗仁全国名老中医药专家传承工作室。

后 记

本书从2017年12月开始筹划写作至2023年12月校审定稿，历经六载，付梓出版，感受良多。

·学习中医五十年

洗脚上田学中医，朝行晚至三元里，师从名医何钟李，传入罗氏百余人。本人于1973年9月9日由广东梅州兴宁新圩公社新里大队罗屋（时任生产队记分员）到广州中医学院学习中医（三年制工农兵学员），后师从广东省名老中医何汝湛、钟耀奎、李仲守教授，遵师教诲，服从分配到第一军医大学中医系工作（第一军医大学南迁广州后第一批引进的年轻中医）。我一直在中医岗位，从事中医内科的医疗、教学与科研工作，至今50年，为军队和地方培养了研究生101人，有了三代传人，这是让我感到自豪的。

·守正发扬要创新

阴阳五行天地人，经典经方记入心，辨证论治灵活用，守正传承要创新。

在审校书稿的过程中，我的脑海里不断浮现当年跟师时导师的待人慈祥和谆谆教诲，如在经验方录（上篇）中，治胃汤源于李仲守教授，四四五汤源于钟耀奎教授，排石汤、肾病Ⅲ号方源于何汝湛教授，荆芥连翘汤、三小汤、小四五汤源于陈宝田教授，脱发方源于刘仕昌教授，消疮祛斑方源于柳河中老中医；至于小生六汤及芪丹地黄汤等肾病系列方则是我在临床上创立的有效新方，均毫无保留地传给了我的学生和徒弟。

·活态传承育新人

本书上篇共收录38首经验方，是我从医以来的经验方的沉淀与积累；中篇为病案，共29个病种，以中医诊断归类，其中"肾病"一节是有病理诊断的，以西医诊断命名，以展示中医对西医肾病的诊断思路；下篇为学生跟我临床的心得体会，是学生在跟师过程中师生面对面的言传身教，让他们诊脉开方，一一点评，开出"合格处方"，成为合格中医。真实的病案虽然其疗效不尽如人意，但可以让学生、徒弟体验到中医辨证论治的步骤与方法，所谓授人鱼不如授人以渔！下篇传承实录，则是各位学生在跟师过程中的真心感悟，看到他们用朴素的语言表达对中医的热爱与自信，让我感受到了南医大学子的风采与希望。

·培育特色要坚持

自学习中医以来，我重视培育自己的学术特色，不断总结临床经验，在审校过程中，我发现自己有四喜三少，如处方用药时喜欢用经方，喜欢用多个经方（经方合用），喜欢以滋阴（六味地黄之三补）和解（小柴胡汤）治，喜欢用调理脏腑气阴之方（如小生六汤）；同时也有三少：很少用温燥药（如制附子、制乌头等），很少用峻下药（如大黄，芒硝），很少用动物类药。

以上用药特色为个人临床经验总结，也是我们师生团队的科研结晶，倘有谬误之处，敬请读者批评指正。

罗 仁

2023 年 12 月 12 日